Achim Viktor
Werner Heister

Medizinisches Compliance-Management

Gesundheitsmarketing und Dienstleistungsmanagement patientenorientiert umsetzen

University of Applied Sciences
APOLLON
University Press

Achim Viktor
Werner Heister

Medizinisches Compliance-Management

Gesundheitsmarketing und Dienstleistungsmanagement patientenorientiert umsetzen

University of Applied Sciences
APOLLON
University Press

FSC
www.fsc.org
MIX
Papier aus verantwortungsvollen Quellen
Paper from responsible sources
FSC® C105338

Herausgegeben vom Präsidium der APOLLON Hochschule der Gesundheitswirtschaft

1. Auflage 2015

Projektmanagement und Lektorat: Corinna Dreyer
Korrektorat: Astrid Labbert, Bremen
Umschlaggestaltung, Layout und Satz: Ilka Lange, Hückelhoven
Printed in Germany

Bibliografische Information der Deutschen Nationalbibliothek
Die Deutsche Nationalbibliothek verzeichnet diese Publikation in der Deutschen Nationalbibliografie.
Detaillierte bibliografische Daten sind abrufbar unter:
http://dnb.d-nb.de

ISBN: 978-3-943001-19-8

www.apollon-hochschulverlag.de

Inhalt

Einleitung

Patienten-Compliance als wichtiger Aspekt im Gesundheitswesen

Eigentlich sind sich alle Akteure im Gesundheitswesen einig: Wenn die Compliance, also die Therapietreue, der Patientinnen und Patienten steigen würde, könnten Leistungen effektiver und effizienter erbracht werden. Und tatsächlich handelt es sich bei der Patienten-Compliance um ein vielen Akteuren im Gesundheitswesen schon hinlänglich bekanntes Thema und um einen wichtigen Faktor im Gesundheitsbereich.

Generell bei Dienstleistungen gilt: Leistungen können nur effektiv und effizient erbracht werden, wenn die Dienstleistungsempfänger mitwirken. Insofern ist es tatsächlich angeraten, mit durchdachten Compliance-Konzeptionen zu arbeiten. Dennoch ist ein wirklicher Durchbruch bis hin zu einer Compliance-Bewegung bisher nicht zu verzeichnen.

Aus diesem Grunde wird hier ein innovativer Ansatz verfolgt. Die Innovation besteht darin, **marketingorientierte Compliance-Konzeptionen** zu entwickeln und zu nutzen, um erfolgreicher zu sein.

Das bedeutet: Bewährte Methoden und Instrumente aus dem Marketing, speziell dem Social Marketing, dem Gesundheitsmarketing und anderen Bereichen, werden im Rahmen von Compliance-Konzepten erläutert und angewendet, streng nach einer Redewendung, die unter Marketingfachleuten gerne genutzt wird: „Der Wurm muss dem Fisch und nicht dem Angler schmecken." Die Herkunft des Bonmots ist nicht eindeutig, die Stimmigkeit aber sicher auch in Bezug auf Compliance unbestreitbar.

Als Anwendungsfall wird dabei die Compliance bei kardiovaskulär erkrankten Patienten herangezogen.

Im ersten Kapitel wird verdeutlicht, welche Folgen die Non-Compliance, also die Nichteinhaltung der verordneten Therapien etc., haben kann. Darauf aufbauend wird das Phänomen Compliance genauer untersucht und erläutert.

Im zweiten Kapitel wird das Potenzial von Marketingmanagement-Techniken in der Compliance-Optimierung dargestellt. Insbesondere wird das Marketingkonzept als wesentliches Instrument detailliert erläutert.

In den folgenden Kapiteln 3 und 4 werden Strategien und Instrumente, die innerhalb einer marketingorientierten Compliance-Konzeption angewendet werden können, erläutert.

In Kapitel 5 werden schließlich spezielle Lösungsansätze in Bezug auf einen medizinischen Compliance-Manager (MCM) in der ambulanten Versorgung vorgestellt sowie der eigens entwickelte VI^{2}CTOR^{2}AN-Score als Kennzahl für die Compliance.

1 Gesundheitsökonomische Relevanz der Non-Compliance

Die Fortschritte in der Diagnostik, der interventionellen Therapie und der Pharmakotherapie, die nachhaltig die medizinische Versorgung verbessern, zeigen immer kürzer werdende Entwicklungszyklen. Bedingt durch diese High-Tech-Medizin und den demografischen Wandel in unserer Gesellschaft kommt es zu einem starken Anstieg der Kosten für das Gesundheitssystem.[1]

1.1 Entwicklung der Gesundheitskosten

Das statistische Bundesamt meldet Rekord-Gesundheitsausgaben von 293,8 Milliarden Euro im Jahre 2011, was einem Anstieg von 1,9 %, bzw. 5,5 Milliarden Euro gegenüber dem Jahr 2010 entspricht (vgl. hier und zum Folgenden Cordes, 2013). Die Gesundheitsausgaben entsprechen damit 11,3 % des Bruttoinlandsproduktes.

Der größte Ausgabenträger im Gesundheitswesen ist die gesetzliche Krankenversicherung – in Zahlen ausgedrückt liegen die Ausgaben bei 168,5 Milliarden Euro, was einem Anstieg von 1,6 % gleichkommt. Die Ausgaben der privaten Krankenversicherungen zeigen einen stärkeren Anstieg der Ausgaben um 3,5 % auf 27,7 Milliarden Euro. Hervorzuheben ist der starke prozentuale Anstieg der Ausgaben für die ambulanten Pflegeeinrichtungen von 5,5 % (+0,6 Milliarden auf 10,6 Milliarden Euro), was auf die demografische Entwicklung der Bevölkerung in der Bundesrepublik zurückzuführen ist.

Betrachtet man die Entwicklung der Gesundheitskosten seit 2009, so zeigt sich ein Anstieg der Kosten von 279 auf 293,8 Milliarden Euro. Das ist ein prozentualer Anstieg von 5,89 %. Im gleichen Zeitraum blieben aber die Ausgaben für Prävention/Gesundheitsschutz (+0,86 %) und Gesundheitsförderung (+0,05 %) nahezu unverändert (vgl. Abb. 1.1). Der prozentuale Anteil der Ausgaben für Prävention/Gesundheitsschutz an den gesamten Gesundheitsausgaben beträgt in 2011 lediglich 3,77 %. Es liegt der Schluss nahe, dass

1 Um der Vielfalt des Gesundheitsmarktes Rechnung zu tragen, werden im Folgenden die Begriffe Unternehmen, Organisation, Einrichtung, Praxis, aber auch Kunden, Patienten, Klienten jeweils gleichbedeutend genutzt. Der Leser wird gebeten, das Wording beim Lesen auf seine spezielle Situation anzupassen.

die Prävention als Option zur Vermeidung von Gesundheitskosten aktuell nur unzureichend wahrgenommen wird, obwohl unzählige Evidenzen den Stellenwert und das Potenzial der Prävention für die Reduktion der Gesundheitskosten zeigen. Daher ist im deutschen Gesundheitswesen ein Diskurswechsel von der reinen Kostenbetrachtung hin zu Investitionen in Gesundheit und Prävention zu fordern.

Der Bundesverband Managed Care e. V. formuliert plakativ: „Ähnlich wie Bildung muss Prävention als Investition in die Zukunft und nicht als Kostenbelastung der Gegenwart begriffen werden." (BMC, o. J.)

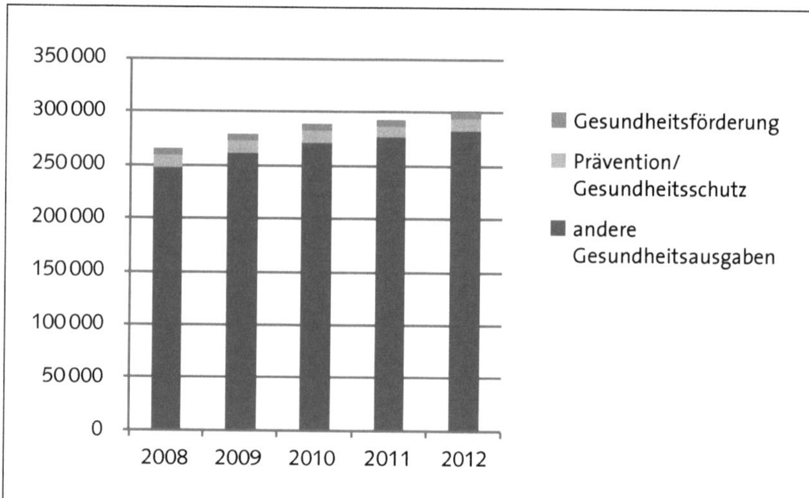

€	2008	2009	2010	2011	2012
Gesundheitsförderung	6.077	6.013	5.999	5.835	5.840
Prävention/ Gesundheitsschutz	10.642	10.995	10.989	10.736	10.857
andere Gesundheitsausgaben	248.079	262.052	271.352	277.014	283.740
Summe	264.798	279.060	288.340	293.585	300.437

Abbildung 1.1: Ausgaben für Prävention, Gesundheitsförderung, Gesundheitsausgaben 2008–2012 (Statistisches Bundesamt, 2015)

1.2 Koronare Herzerkrankung (KHK)

Kardiovaskuläre Erkrankungen sind die führende Todesursache in Deutschland. Die aktuelle Studie zur Gesundheit Erwachsener in Deutschland (DESGS1) vom Robert Koch-Institut zeigt die hohe Prävalenz von Herzinfarkten und koronarer Herzerkrankung im Alter von 40 bis 79 Jahren in Deutschland (vgl. Gößwald et al., 2013). Neben der hohen individuellen Krankheitsbelastung führen diese Erkrankungen zu hohen primären und sekundären Krankheitskosten.

Aufgrund der hohen Prävalenz haben vor allem die koronare Herzkrankheit und der Herzinfarkt eine große Bedeutung für Public Health und bilden daher die medizinische Basis der vorliegenden Publikation.

1.2.1 Definition der KHK

Die koronare Herzerkrankung (KHK) stellt die Manifestation der Arteriosklerose an den Koronarien dar. Die Arteriosklerose ist definiert als eine Veränderung der arteriellen Gefäßinnenwand (Intima) durch eine herdförmige Ansammlung von Fettsubstanzen, komplexen Kohlenhydraten, Blut und Blutbestandteilen, Bindegewebe und Kalziumablagerungen. Dies führt zu einer chronischen Inflammation mit konsekutiver Veränderung der Gefäßmuskelschicht (Media).

Die im Folgenden angegebenen Risikofaktoren begünstigen die Arteriosklerose. Resultierend aus den Ablagerungen in der Gefäßinnenwand und Veränderung in der Gefäßmuskelschicht mit Verlust der Elastizität kommt es zu einer Verminderung des Querschnitts (Stenose).

Folge ist eine verminderte Durchblutung des poststenotischen (nachgelagert zu versorgenden) Herzmuskels mit konsekutiv verminderter Sauerstoffversorgung. Kommt es unter Belastung zu einem Missverhältnis von Sauerstoffangebot zu Sauerstoffnachfrage, so spricht man von einer Ischämie.

Klinisch manifestiert sich die Ischämie als Angina pectoris (Brustschmerz/-enge). Vollbild der Progression der Gefäßverengung ist der Myokardinfarkt (Herzinfarkt). In Abhängigkeit von der Anzahl der betroffenen Koronargefäße unterscheiden wir eine Ein-, Zwei- und Drei-Gefäß-KHK.

1.2.2 Kardiovaskuläre Risikofaktoren

Als Hauptursache für die KHK wird neben familiären bzw. genetischen Belastungen in erheblichem Maße auch der Lebensstil der westlichen Industrienationen verantwortlich gemacht. Hier sind besonders die fettreiche, ballaststoffarme Ernährung, Übergewicht und eine geringe körperliche Aktivität zu nennen.

Die bevölkerungsrepräsentative MONICA-Augsburg-Studie zeigte, dass in Deutschland das Rauchen, die Hypercholesterinämie und die arterielle Hypertonie für etwa 65 % der neu aufgetretenen Herzinfarktfälle verantwortlich sind (vgl. Liese et al., 2000, S. 885 ff.).

Nach der INTERHEART-Studie können die bekannten Risikofaktoren in nicht modifizierbare oder konstitutionelle und potenziell modifizierbare Risikofaktoren unterteilt werden (vgl. Yusuf et al., 2004; Müller-Riemenschneider et al., 2009, S. 18). Zu den nicht modifizierbaren Risikofaktoren zählen die familiäre Disposition, d. h. ob nähere Verwandte an einer KHK leiden oder ein kardiovaskuläres Ereignis erlitten haben, und das Lebensalter.

Die nachfolgende Tabelle 1.1 zeigt die etablierten, potenziell modifizierbaren kardiovaskulären Risikofaktoren. Diese liegen meist in Kombination vor, sind hier jedoch willkürlich zugeordnet.

Nikotinkonsum	Ernährung: unzureichende Aufnahme von Obst und Gemüse
Fettstoffwechselstörung → Dyslipoproteinämie	Diabetes mellitus
abdominelle (viscerale) Adipositas	arterielle Hypertonie
psychosoziale Risikofaktoren (u. a. Stress)	hoher Alkoholkonsum
körperliche Inaktivität	

Tabelle 1.1: Potenziell modifizierbare Risikofaktoren

1.2.3 Epidemiologie und gesundheitsökonomische Relevanz der KHK

Herz-Kreislauf-Erkrankungen sind in den Industrienationen unverändert eine der bedeutendsten Ursachen für vorzeitige Invalidität und Tod. Dies gilt für beide Geschlechter gleichermaßen.

Nach Daten des aktuellen telefonischen Gesundheitssurvey des Robert Koch-Instituts beträgt die Prävalenz der KHK für Männer über 65 Jahren ca. 28 % und für Frauen ca. 18 % in Deutschland (vgl. GEDA, 2012). Die gesellschaftliche Relevanz lässt sich anhand der Todesursachen, Krankenhausaufenthalts- und Krankheitskostenstatistik erkennen. So ist die KHK weiterhin die häufigste Todesursache in Deutschland und verursacht erhebliche Kosten für unser Gesundheitssystem.

Fasst man die Kosten für Herz-Kreislauf-Erkrankungen zusammen, so summierten sich die Gesundheitsausgaben im Jahr 2008 auf 37 Milliarden Euro; eingeschlossen sind die Kosten für Prävention, Behandlung, Rehabilitation und Pflege (vgl. Statistisches Bundesamt, 2011).

Nicht banal ist aber auch der volkswirtschaftliche Schaden durch Produktivitätseinbußen (z. B. Fehlzeiten im Betrieb, Erwerbsunfähigkeit). Insbesondere werden durch den Herzinfarkt, als Folge der koronaren Herzerkrankung, ca. 1 % aller durch Arbeitsunfähigkeit, Invalidität und vorzeitigen Tod bedingten verlorenen Erwerbstätigkeitsjahre verursacht. Das entspricht in der Summe etwa 48.000 Euro an verlorenen Erwerbstätigkeitsjahren (vgl. Reinhold et al., 2012, S. 693). Es zeigt sich hier also neben den hohen direkten Krankheitskosten eine nicht unerhebliche indirekte gesellschaftliche Belastung.

Aufgrund der demografischen Entwicklung unserer Gesellschaft ist von einer Zunahme der Erkrankungszahlen auszugehen.

1.2.4 Prävention der KHK

Aufgrund der hohen gesundheitsökonomischen und epidemiologischen Relevanz der KHK lässt sich die Bedeutung und das Potenzial einer wirksamen Prävention erkennen.

Üblicherweise wird die Prävention in eine Primär-, Sekundär- und Tertiärprävention eingeteilt. In der Kardiologie wird aber häufig nur zwischen einer Primär- und einer Sekundärprävention unterschieden (vgl. Slesina, 2007, S. 2196 ff.).

Zielt die **Primärprävention** auf die Verhinderung/Vermeidung der Krankheitsentstehung, so ist die Sekundärprävention auf das Ziel ausgerichtet, die neuaufgetretene Krankheit früh zu entdecken um Heilungschancen zu verbessern – ebenfalls zielt sie auf eine Verhinderung der Progression der Erkrankung.

Sekundärpräventive Interventionen sind nicht nur wirksam im Hinblick auf eine Reduktion der Mortalität, Morbidität und Verbesserung der Lebensqualität, sondern auch im Hinblick auf die nachhaltige Senkung der Gesundheitsausgaben.

Unterschieden werden eine **nicht medikamentöse und medikamentöse Sekundärprävention**. Die nicht medikamentösen Interventionen zielen darauf ab, die aus dem individuellen Lebensstil resultierenden Risiken zu reduzieren. Hier geht es um die hauptsächlich lebensbedingten kardiovaskulären Risikofaktoren Adipositas, Nikotinkonsum, Bewegungsarmut, sozioökonomische Faktoren und Stress. Unter dieser sogenannten Lifestyle-Modifikation sind folgende Programme zu subsumieren: Beratungs- und Entwöhnungsprogramme für Raucher, Ernährungsberatung, Bewegungsprogramme (z. B. Bewegung im Alltag, Herzsportgruppe), Anti-Stress-Programme, psychosomatische und psychosoziale Beratungsangebote (vgl. Kolenda, 2005, S. 1889; Damm et al., 2011, S. 255 ff.).

Aus diesen Angaben lassen sich folgende Ziele für das gesundheitspolitische und medizinische Handeln ableiten:

1) Der Prävalenz der koronaren Herzerkrankung (KHK) ist durch Edukation eines gesundheitsbewussten Lebensstils, der gesellschaftspolitisch verankert ist, vorzubeugen.
2) Die KHK sollte möglichst frühzeitig erkannt werden, ohne dass es bereits zu bedeutsamen individuellen Folgeschäden mit Folgen für die Lebensqualität oder Lebenserwartungen gekommen ist.

3) Eine manifeste KHK ist medikamentös, ggf. interventionell und obligat durch gesundheitsförderliche Maßnahmen, vor dem Hintergrund einer individuellen Risikostratifizierung und Ressourcenstärkung, zu behandeln.
4) Weiter ist eine Unterstützung hinsichtlich physischer, seelischer und sozialer Folgen zu etablieren.

1.2.5 Pharmakotherapie in der Sekundärprävention

Die Evidenz der medikamentösen Therapie bei der koronaren Herzerkrankung ist durch die Vielzahl von Studien belegt.

Hier sind folgende Medikamentenstoffklassen etabliert: HMG-Co-Reduktase-Inhibitoren (Statine), Thrombozytenaggregationshemmer, Betablocker, Angiotensin-Converting-Enzyme (ACE-)Hemmer bzw. Sartane, ggf. Diuretika. So reduziert eine medikamentöse Blutdruckbehandlung die Inzidenz von Myokardinfarkten um ca. 20–25 % und von einer Herzinsuffizienz um 50 % (vgl. Neal et al., 2000, S. 1955).

Die Low-Density-Lipoprotein-Senkung (LDL) durch Behandlung mit einem Statin senkt das Risiko für akute kardiale Ereignisse (vgl. Heart Protection Study Collaborative Group, 2002, S. 7).

1.2.6 Stellenwert der Lifestyle-Modifikation in der Sekundärprävention

Zahlreiche wissenschaftliche Arbeiten zur nicht medikamentösen Sekundärprävention der KHK zeigen Einflüsse auf die Mortalität, Morbidität und nachhaltigen Verbesserung der Lebensqualität.

Multimodale Programme und insbesondere Programme mit einer integrierten körperlichen Trainingskomponente zeigen signifikante Effekte in Bezug auf eine Mortalitätsreduktion.

Exemplarisch werden im Folgenden Studienergebnisse im Hinblick auf die einzelnen lebensbedingten kardiovaskulären Risikofaktoren dargestellt.

Lebensbedingte kardiovaskuläre Risikofaktoren
regelmäßige körperliche Aktivität
Dyslipoproteinämie
Raucherentwöhnung
Reduktion chronischer Stressbelastung
kardioprotektive Ernährung
Gewichtsreduktion
Alkoholkonsum
gestörte Glukosetoleranz – manifester Typ 2 Diabetes mellitus
multimodale Therapiekonzepte

Tabelle 1.2: Lebensbedingte kardiovaskuläre Risikofaktoren

Regelmäßige körperliche Aktivität: Eine Vielzahl von epidemiologischen Daten zeigt einen positiven primärpräventiven Einfluss von regelmäßiger Aktivität auf die KHK (z. B. Fahrradfahren, Walking, zügiges Spazierengehen, leichte Gartenarbeit) (vgl. Paffenberg, 1978, S. 161 ff.; Leon, 1987, S. 2388 ff.). Aus den veröffentlichten Daten wird deutlich, dass eine regelmäßige Durchführung (möglichst täglich, mind. drei- bis viermal/Woche) und die Dauer (mind. 30 bis 60 Minuten) wichtiger sind als die Intensität der Belastung.

Dass regelmäßige körperliche Aktivität auch in der Sekundärprävention einen wichtigen Stellenwert besitzt, zeigt die Metaanalyse von O´Connor et al. (vgl. O´Connor et al., 1989, S. 234 ff.). Grundlage der Metaanalyse sind 22 randomisierte kontrollierte Interventionsstudien nach Herzinfarkt mit körperlicher Aktivität als Intervention. Insgesamt wurden 4.554 Patienten eingeschlossen, die Beobachtungszeit betrug 3 Jahre. Es konnte für die Interventionsgruppe eine absolute Risikoreduktion (ARR) von 2,2 % entsprechend einer Number needed to treat (NNT, Anzahl der notwendigen Behandlungen) von 136 gezeigt werden (vgl. Kolenda, 2005, S. 1894).

Ähnliche Ergebnisse zeigt das Review der Cochrane Library aus dem Jahr 2004 (vgl. Jollife et al., 2004). Die pathophysiologischen Grundlagen für den positiven Effekt von Sport sind aufgrund der Vielzahl der durchgeführten Studien aktuell gut belegt. So werden heute folgende Mechanismen zur Reduktion ischämischer Ereignisse genannt: Verbesserung der Endothelfunktion, Ökonomisierung der mechanischen Herzarbeit, Verringerung der Progression manifester Läsionen und eine Zunahme der Kollateralisierung (vgl. Wienbergen/Hambrecht, 2012, S. 486).

Dyslipoproteinämie: In einer aktuellen Arbeit wurde erneut der positive Effekt von körperlicher Aktivität auf die Verbesserung der Dyslipoproteinämie, insbesondere durch Reduktion der Triglyceride und Erhöhung des High Density Lipoprotein (HDL-)Cholesterins, gezeigt (vgl. Freiberger/Halle, 2012, S. 567).

Raucherentwöhnung: Hier sei die Arbeit von Wilson et al. aus dem Jahr 2000 erwähnt (vgl. Wilson et al., 2000, S. 939 ff.). Die Arbeitsgruppe zeigte in einer Metaanalyse von 12 Kohortenstudien – bei der 5.878 Patienten mit einer durchschnittlichen Nachbeobachtungszeit von 4,8 Jahren einbezogen wurden – signifikante Effekte im Hinblick auf die kardiovaskuläre Mortalität. Es konnte eine absolute Risikoreduktion von 7,7 % und eine NNT von 62 berechnet werden (vgl. Kolenda, 2005, S. 1892).

Die Bedeutung der Nikotinkarenz bei der Prävention kardiovaskulär bedingter Todesfälle in Europa wurde durch die EUROASPIRE I, die insgesamt 3.343 Patienten einschloss, bestätigt (vgl. De Bacquer et al., 2003, S. 289 ff.). Hervorzuheben ist, dass die Autoren dieser Studie den Nikotinkonsum und das Vorhandensein eines Diabetes mellitus als die stärksten Prediktoren (im Vergleich zu Hypercholesterinämie, arterieller Hypertonie und Übergewicht) für die Progression der KHK und der kardiovaskulären Mortalität darstellen. Die Ergebnisse von Critchley und Capewell zeigen für Patienten mit vorliegender KHK, die das Rauchen aufgeben, eine 36-prozentige Reduktion der Mortalität im Vergleich zur Gruppe, die weiterraucht (vgl. Critchley/Capewell, 2012).

Aufgrund der Vielzahl der wissenschaftlichen Belege für den protektiven Effekt der Nikotinkarenz bei vorliegender KHK sollte ausreichend Zeit und

Energie in die Raucherentwöhnung investiert werden (vgl. Müller-Riemenschneider et al., 2009, S. 24).

Reduktion chronischer Stressbelastung: Der Zusammenhang zwischen chronischer und akuter Stressbelastung und der Inzidenz von Myokardinfarkten (vgl. Jiang et al., 1996, S. 1651 ff.; aber auch: Jiang et al., 2013, S. 714 ff.) und der Progression der KHK ist heute gut untersucht.

Chronische Stressoren sind exemplarisch die Pflege demenzkranker Angehöriger, Arbeit unter den Bedingungen hoher Verausgabung, geringe berufliche Anerkennung und wenig Entscheidungsspielraum. Für die letztgenannten beruflichen Stressoren konnte die Arbeitsgruppe um Aboa-Eboule eine zweifach erhöhte KHK-Inzidenz feststellen (vgl. Aboa-Eboule et al., 2007, S. 1652 ff.).

An dieser Stelle ist erneut die INTERHEART-Studie (vgl. Rosengren et al., 2004, S. 953 ff.) hervorzuheben, die ca. 25.000 Menschen in 52 Länder untersuchte. Sie konnte den psychosozialen Stress als wichtigen Auslöser eines akuten Myokardinfarktes identifizieren.

Zahlreiche Studien zeigen zudem günstige Effekte der Stressreduktion in der kardiovaskulären Sekundärprävention. Exemplarisch seien hier die Untersuchungen von Schneider et al. (vgl. Schneider et al., 2012, S. 750 ff.) und Whalley et al. (2011) zu erwähnen.

Die Arbeitsgruppe um Schneider untersuchte den Einfluss der transzendentalen Meditation (TM) bei herzkranken US-Bürgern afroamerikanischer Abstammung auf harte klinische Endpunkte. An dieser randomisierten, kontrollierten Studie nahmen 201 Männer und Frauen teil. Durch die TM verringerte sich das Risiko für Sterblichkeit, Herzinfarkt und Schlaganfall bei KHK-Patienten um 48 % über einen Zeitraum von 5 Jahren. Es sei erwähnt, dass sich bei dieser Intervention eine Dosisabhängigkeit der praktischen Anwendung der TM, in Bezug auf die Lebensverlängerung, nachweisen ließ.

In der Metaanalyse von Whalley et al. zeigte sich für die psychologischen Interventionen bei Patienten mit gesicherter KHK zwar eine Reduktion der Mortalität – aber nur mit schwacher Ausprägung. Es zeigt sich bei Betrachtung der eingeschlossenen Studien, dass eine Individualisierung der psychologischen Interventionen nach Alter, Zeitpunkt und insbesondere Geschlecht erfolgen sollte.

Dass geschlechtsspezifische Unterschiede bei der psychologischen Intervention nachzuweisen sind, zeigte bereits die Arbeitsgruppe von Linden et al. im Jahre 2007 (vgl. Linden et al., 2007, S. 2972 ff.). In dieser Metaanalyse wurde festgestellt, dass Männer mehr als Frauen von einer psychologischen Intervention profitierten. Ebenfalls ergab die Analyse, dass der Interventionserfolg vom gewählten Zeitpunkt abhängt. Die besseren Erfolge erzielten Interventionen, die erst zwei Monate nach einem kardiovaskulären Ereignis starteten.

Kardioprotektive Ernährung: Dass eine zu hohe Energiezufuhr zu Übergewicht bzw. Adipositas mit konsekutiv ansteigendem kardiovaskulärem Risiko führt, ist fundiert belegt (vgl. Widmer et al., 2014; Martinez-Gonzalez, 2014). Dass aber die Ernährung auch einen kardioprotektiven Effekt haben kann, zeigt sich erst in neuerer Zeit durch eine Vielzahl von Studien. Exemplarisch sind hier die positiven Effekte der mediterranen Kost zu erwähnen, die in den letzten Jahren viele Schlagzeilen der Journale füllte. Ursache des protektiven Effekts dieser Kost ist vor allem der hohe Anteil an ungesättigten Fettsäuren und speziell Omega-3-Fettsäuren.

Studien belegen die Reduktion der Mortalität und Morbidität bei Patienten mit vorliegender KHK durch den Verzehr *ungesättigter* Fettsäuren (vgl. de Logeril et al., 1999, S. 779 ff.; Mente et al., 2009, S. 659 ff.). Analog dazu zeigen andere Publikationen, dass die Reduktion von *gesättigten* Fettsäuren bei vorliegender KHK einen protektiven Effekt hat (vgl. Hu et al., 2001, S. 5 ff.; vgl. Michas et al., 2014).

Die Nationalen Versorgungsleitlinien KHK empfehlen im Hinblick auf den Verzehr der Fettarten: gesättigte Fettsäuren <10 % der Gesamtkalorien, Cholesterin <300 mg/Tag, einen hohen Anteil an ein- und mehrfach ungesättigten Fettsäuren und einen hohen Anteil an Omega-3-Fettsäuren (vgl. Bundesärztekammer, 2012, S. 120).

Der Einfluss des Salzkonsums auf die Aggravation der arteriellen Hypertonie mit daraus resultierendem erhöhtem Risiko für ein kardiovaskulares Ereignis ist ebenfalls belegt (vgl. Adler et al., 2014). Es zeigt sich eine breite wissenschaftliche Evidenz für ein erhöhtes Risiko kardiovaskulärer Ereignisse bedingt durch den verminderten Konsum von Obst und Gemüse (vgl. Joshipura et al., 2001, S. 1106 ff.; Yusuf et al., 2004, S. 937 ff.; Wang et al., 2014).

Zusammenfassend ist eine laktovegetabile Vollwertkost zu empfehlen, die aus einer Vielzahl von Gemüse, Früchten, Vollkorn- und Milchprodukten besteht, die arm an tierischen Fetten, insbesondere arm an gesättigten Fettsäuren ist, und reich an Ballaststoffen, Vitaminen und wichtigen Spurenelementen.

Gewichtsreduktion: Wissenschaftliche Daten belegen, dass eine Adipositas (definiert durch einen Body-Mass-Index (BMI) von >30 kg/m²) bei ca. jedem fünften Deutschen vorliegt und ca. zwei Drittel der Bevölkerung übergewichtig sind (BMI >25 kg/m²) (vgl. Yanovski/Yanovski, 2002, S. 591 ff.).

Die Gesundheitskosten werden in den nächsten Jahren, nicht zuletzt aufgrund des dramatischen Anstiegs der adipösen Menschen, ansteigen. Übergewicht erhöht die Inzidenz für das Auftreten von Diabetes mellitus, Hyperlipidämie und der arteriellen Hypertonie und steigert damit das Risiko für kardiovaskuläre Ereignisse (vgl. Laufs/Böhm, 2000, S. 262 ff.; Montaye et al., 2000, S. 808 ff.).

Anzumerken ist, dass der sogenannten visceralen Adipositas (stammbetonte Fettleibigkeit mit erhöhtem Bauchfettanteil) aufgrund der hohen metabolischen Aktivität eine besondere Bedeutung zukommt (vgl. hier und zum Folgenden Yusuf et al., 2005, S. 1640 ff.): Der Taillenumfang korreliert eng mit der visceralen Adipositas, daher ist die Bestimmung der sogenannten Waist-to-hip-Ratio (WHR, Verhältnis von Taillenumfang zu Hüftumfang) medizinisch etabliert. Als adipös gilt ein WHR von >0,8 bei Frauen und einem WHR von >0,95 bei Männern. Studien belegen, dass die Waist-to-hip-Ratio größere Aussagekraft bzgl. des Herzinfarktrisikos hat als der BMI (vgl. Yusuf et al., 2005). Daher empfiehlt die Nationale Versorgungsleitlinie Chronische KHK neben Gewichtsmessung auch eine Bestimmung des Bauch- und Hüftumfangs (vgl. Bundesärztekammer, 2012, S. 121 f.). Aufgrund der aktuell größeren Datenlage richtet sich die dort angegebene Therapieempfehlung aber weiterhin nach dem BMI. Praktisch empfiehlt die Versorgungsleitlinie, auf Grundlage der Empfehlungen der National Institutes of Health (NIH), bei Patienten mit vorliegender KHK und einem BMI von 27–35 kg/m² eine Gewichtsreduktion um 5–10 % im Zeitraum von 6 Monaten. Liegt das Gewicht >35 kg/m², so wird eine Gewichtsreduktion um 10 % in 6 Monaten empfohlen.

Es bleibt festzuhalten, dass zur primären Prävention der Adipositas die Energiebilanz des Körpers ausgeglichen sein sollte, bei der Sekundärprävention hingegen sollte die Bilanz negativ sein. Am einfachsten ist dies durch die Reduktion der Fettzufuhr zu erreichen (vgl. Wechsler et al., 2011, S. 14). Additiv ist eine Steigerung der körperlichen Aktivität hilfreich.

Alkoholkonsum: Der Pro-Kopf-Konsum von reinem Alkohol betrug in den letzten Jahren ca. 10 Liter/Jahr (vgl. Coder, 2009, S. 21 ff.). Es betreiben ca. 9,4 % der Frauen (>20 g reinen Alkohol/Tag) und 16,8 % der Männer (>30 g reinen Alkohol/Tag) einen riskanten Alkoholkonsum (vgl. Koopmann/Kiefer, 2013, S. 115).

Daten belegen ein erhöhtes kardiovaskuläres Risiko bei täglichem Alkoholkonsum von 30 g/Tag (vgl. Laufs/Böhm, 2001, S. 227 ff.).

Gestörte Glukosetoleranz – manifester Diabetes mellitus Typ 2: Das hohe Risiko, an kardiovaskulären Ereignissen zu erkranken, macht den Diabetes mellitus zu einem KHK-Äquivalent. Atherothrombotische Ereignisse, meist manifestiert als Myokardinfarkt (Herzinfarkt), sind die häufigste Todesursache bei Diabetikern.

Das Vorliegen eines Diabetes mellitus Typ 2 erhöht die Inzidenz einer KHK auf das Zwei- bis Vierfache gegenüber Nichterkrankten (vgl. Beckman et al., 2002, S. 2570 ff.). In bis zu 80 % der Fälle sterben die Patienten mit Diabetes mellitus Typ 2 an den Folgen von Gefäßkomplikationen. Haffner et al. (vgl. Haffner et al., 1998, S. 231) konnten nachweisen, dass Diabetiker, die keine Hinweise für eine KHK aufweisen, ähnlich häufig kardiovaskuläre Ereignisse erleiden wie nicht diabetische Patienten nach einem Myokardinfarkt. Für Diabetiker nach Infarkt zeigte sich eine dreifach erhöhte Ereignisrate mit einer 7-Jahres-Mortalität von 42 %. In der 2003 veröffentlichten Hoorn-Studie wurden diese Ergebnisse bestätigt (vgl. Becker et al., 2003, S. 1406 ff.).

Eine Vielzahl von Studien zeigt, dass eine Lifestyle-Modifikation (insbesondere moderate Gewichtsreduktion, moderate Steigerung der körperlichen Aktivität) die Transmission eines Prä-Diabetes zu einem manifesten Diabetes mellitus Typ 2 verhindern kann und bei Vorliegen eines Diabetes mellitus die kardiovaskulären Ereignisse reduzieren kann (vgl. Pan et al., 1997, S. 537 ff.; Tuomilehto et al., 2001, S. 1343 ff.; Anselmino et al., 2008, S. 170 ff.).

Multimodale Therapiekonzepte: Die Lifestyle-Heart-Trial (körperliches Training, Diät, Aufgeben des Rauchens), das Stanford-Coronary-Risk-Intervention-Projekt (körperliches Training und lipidsenkende pharmakologische Therapie) und die Heidelberger Regressionsstudie (körperliches Training und fettarme Diät) zeigen, dass unter den angegebenen multifaktoriellen Interventionen die Progression der Koronarsklerose im Vergleich zu den Kontrollgruppen verlangsamt werden kann (vgl. Haskell et al., 1994, S. 975 ff.; Niebauer et al., 1997, S. 2534 ff.; Ornisch et al., 1998, S. 2001 ff.).

Zusammenfassend zeigt die Studienlage zu den lebensbedingten kardiovaskulären Risikofaktoren die breite Evidenz und nachhaltige Wirksamkeit einer stationär eingeleiteten (Akutklinik) und in der Rehabilitationsmaßnahme (ambulant oder stationär) weiter ausgebauten Lifestyle-Modifikation im Kontext der Sekundärprävention bei vorliegender KHK.

1.3 Definition des Begriffs Compliance

Damit eine Lifestyle-Modifikation wie im vorangegangenen Kapitel beschrieben dauerhaft umgesetzt und somit für die KHK-Prävention wirksam werden kann, ist langfristig die Compliance des Patienten entscheidend. Denn auch wenn eine eingeleitete Therapie im stationären Setting (Krankenhaus, Rehabilitation) seitens der Pflegekräfte und Ärzte noch akribisch überwacht und dokumentiert wird, so verlagert sich diese stringente Kontrollfunktion nach Entlassung in die ambulante Weiterbehandlung zu einer überwiegenden Supervision des Hausarztes der erwarteten Patientenverantwortung.

Die **Therapietreue**, also die Haltung und das Verhalten des Patienten gegenüber den angeordneten therapeutischen Maßnahmen, zu der sich der Patient aufgrund von Erfahrungen, Erwartungen sowie seiner persönlichen Einschätzung bewusst entscheidet, wird in der Literatur mit verschiedenen Begriffen beschrieben.

So werden die Begriffe „Compliance", „Adherence", „Fidelity", „Cooperation", „Empowerment", „Accordance" oder „Concordance" häufig synonym angewendet (vgl. Linden, 1981, S. 86). In Anlehnung an Heuer/Heuer gibt Tabelle 1.3 einen kurzen Überblick über die synonym verwendeten Begriffe für Therapietreue und deren Bedeutung.

Englischer Begriff	Deutscher Begriff	Begriffsverständnis in Bezug auf die Arzt-Patienten-Beziehung
Compliance	Einhaltung der Therapie/ Folgsamkeit der Patienten	autoritär-hierarchisches Arzt-Patienten-Verhältnis
Adherence	Vorgaben befolgen/einhalten	autoritär geprägt
Empowerment	Ermächtigung/Befähigung	Betonung der Eigenverantwortung des Patienten, partnerschaftliches Verhältnis
Alliance	Allianz	partnerschaftliches Verhältnis, gepflegte Arzt-Patienten-Interaktion
Concordance	Zustimmung des Patienten zum Therapieprozedere	Patient als gleichberechtigter Partner
Accordance	siehe Concordance; Verhalten des Patienten ist konform zur Erwartung des Therapieplans	Patient als gleichberechtigter Partner, akzeptiert Empfehlung des Behandelnden
Fidelity	Treue, Übereinstimmung mit dem Therapieplan	neutral
Maintenance	Beibehalten/Durchhalten eines Therapieplans	Begleitung, insbesondere chronische Therapie

Tabelle 1.3: Synonyme für den Begriff Therapietreue mit dem entsprechenden Begriffsverständnis (vgl. Heuer/Heuer, 1999, S. 7)

Im deutschsprachigen Raum wird der Begriff Compliance als Synonym für Therapietreue im medizinischen Kontext am Häufigsten verwendet.

Dabei finden sich für den englischen Begriff Compliance zahlreiche deutsche Übersetzungen wie Einwilligung, Zustimmung, Befolgung, Einverständnis, Einhalten, Fügsamkeit, Folgsamkeit, Unterwürfigkeit, Nachgiebigkeit. Nicht unerwähnt sollte die Definition der WHO bleiben, die unter Compliance „das Ausmaß, in dem das Verhalten einer Person – das Einnehmen von Medikamenten, das Befolgen von Diäten/und oder das Ausführen von Lebensstiländerungen – mit den vereinbarten/abgestimmten Empfehlungen eines Gesundheitsdienstleisters übereinstimmt" (Sabaté, 2003, S. 3) versteht.

Hier wird unter Compliance „die Befolgung ärztlicher Anweisungen und die unterstützende Mitwirkung im Rahmen der Therapie seitens des Patienten“ verstanden (Heister/Schallenburger, 2013, S. 214).

Betrachten wir die in der Tabelle 1.3 enthaltenen Synonyme der Therapietreue unter Fokussierung auf die Art der Arzt-Patienten-Beziehung, so lassen sich hier drei Grundarten definieren:

- ein autoritäres-hierarchisches Verhältnis (Compliance, Adherence),
- ein partnerschaftliches Verhältnis (Empowerment, Alliance, Concordance, Accordance) und
- ein neutrales Verhältnis (Fidelity).

Ist das gegenseitige Einverständnis zwischen Arzt und Patient mit allen Begriffen in Einklang zu bringen, so beschreibt die Compliance und Adherence aber auch eine gewisse einseitige Bereitschaft des Patienten, sich am Willen der anderen Seite zu orientieren und sich sogar zu fügen (vgl. schon Meißel, 1996, S. 28).

Überspitzt ausgedrückt könnte man formulieren, dass die Compliance eine nicht zu hinterfragende Bereitschaft des Patienten zur Befolgung des sogenannten Expertenrats des Arztes erwartet. Demgegenüber steht die Intention der aktiven Unterstützung des Patienten durch den Arzt beim Begriff Alliance.

1.4 Formen der Non-Compliance und ihre gesundheitsökonomische Relevanz

„Non-Compliance kann als die ‚teuerste Erkrankung‘ gesehen werden und bietet den größten Spielraum für Verbesserung und Einsparungen.“ (Kenn, 2000, S. 25) Der Arzt ist oft der Letzte, der von einer Non-Compliance erfährt (vgl. Schäfer, 2011, S. 30). Vor diesem Hintergrund werden im Folgenden die Definition und Formen der Non-Compliance dargestellt und es wird ihre ökonomische Relevanz aufgezeigt.

1.4.1 Definition des Begriffs Non-Compliance

Einfach ausgedrückt bedeutet Non-Compliance zunächst das Gegenteil von Compliance, also die unzureichende Bereitschaft zur Mitarbeit bzw. Befolgung einer Anweisung oder Empfehlung.

Die unzureichende Motivation zur Befolgung einer Handlung kann sich sowohl auf den Patienten als auch auf den Arzt beziehen, sie kann bewusst bzw. unbewusst getriggert und multifaktoriell sein (vgl. Schäfer, 2011, S. 27).

In Bezug auf den Patienten bedeutet Non-Compliance u. a. eine unregelmäßige oder selbstständig angepasste Medikamenteneinnahme, eine fehlende Konformität bzgl. der verordneten Diät oder eines Bewegungsprogramms oder ein Auslassen von Arztterminen.

Der Arzt sieht die Non-Compliance als nicht rationales und nicht erwünschtes Verhalten. Dass die Ursache der Non-Compliance auch beim Arzt liegen kann, wird bei der ärztlichen Bewertung häufig ausgeblendet.

Bereits Sonnenmoser (vgl. Sonnenmoser, 2002, S. 4) quantifiziert analog zu Insull (vgl. Insull, 1997, S. 320 f.) die Non-Compliance in Abhängigkeit zum Befolgungsgrad. So wird hier „non-compliantes" Patientenverhalten ab einem Befolgungsgrad des Therapieplans von <20 % definiert. Liegt die Compliance zwischen 20–80 %, wird häufig von einer „partiellen Compliance" gesprochen. Lässt sich ein Befolgungsgrad von >80 % dokumentieren, so wird dieses Verhaltensmuster in der Literatur als „compliant" bezeichnet (vgl. Heuer/Heuer, 1999, S. 11).

1.4.2 Grundformen der Non-Compliance

Nachfolgend sind die Grundformen der Non-Compliance dargestellt.

Grundform	Dimension und Ursache der Non-Compliance	Probleme der Arzt-Patienten-Kommunikation
Non-Compliance 1. Ordnung	Generelle Therapieverweigerung u. a. durch weltanschauliche Gründe, religiöse Einstellungen, übertriebene Risikoängste	Diese Form der Non-Compliance im Arzt-Patienten-Dialog zu beheben ist sehr schwer.
Non-Compliance 2. Ordnung	Selektive Therapieverweigerung, bestimmte Elemente der Therapie werden verweigert, u. a. Behandlungsmaßnahmen bei denen unerwünschte Arzneimittelwirkungen eintreten oder langfristige gesundheitliche Folgen nicht abzusehen sind.	Nicht alle Patienten artikulieren Ablehnung, sodass diese häufig unentdeckt bleibt und zunächst aufgedeckt werden muss, um die Ängste auszuräumen.
Non-Compliance 3. Ordnung	Eigenmächtige oder unbeabsichtigte Modifikation der ärztlichen Verordnung – z. B. Ergänzung durch Ersatzpräparate, Änderung der Einnahmefrequenz, Verwechselung der Medikamente. Zu unterscheiden sind wissentliche und unwissentliche Änderungen.	Erkennen der Einnahmefehler. Anmerkung: Diese Gruppe hat das höchste Potenzial zur Steigerung der Therapietreue, z. B. durch gezielte Schulungen, Steigerung der Therapiemotivation.

Tabelle 1.4: Grundformen der Non-Compliance (vgl. Petermann/Mühlig, 1998, S. 78 f.; Fittschen, 2002, S. 60 ff.; Schäfer, 2011, S. 29)

Zu den Grundformen in Tabelle 1.4 gibt es zwei typische Beispiele, die die Komplexität der Non-Compliance, insbesondere in Bezug auf die Arzneimitteltherapie, aufzeigen.

Das erste Beispiel betrifft die Non-Compliance 2. Ordnung. Wie in Kapitel 1.2.5 bei der Therapie der KHK erwähnt, ist die Therapie mit einem Betablocker und einem Statin eine elementare Säule in der pharmakologischen Sekundärprävention. Unter dieser Medikation kommt es nicht selten zu einer erektilen Dysfunktion (Erektionsstörung). Die Folge ist, dass der männliche Patient diese Funktionsstörung registriert und dieses für ihn nicht unerhebliche Problem in Assoziation mit der medikamentösen Therapie bringt. Er beendet die Medikamenteneinnahme daher häufig selbstständig ohne Rücksprache mit dem betreuenden Arzt aufgrund eines vorhandenen Schamgefühls.

Das zweite Beispiel betrifft die Non-Compliance 3. Ordnung. Es zielt auf das Problem der Einnahmefrequenz und die Reihenfolge der Medikamenteneinnahme und betrifft die zeitgleiche Einnahme von Kalziumkarbonat und Levothyroxin. Da das Kalziumkarbonat die Resorption von Levothyroxin vermindert, ist hier auf eine zeitversetzte Einnahme zu achten. Zeigt das substituierte Levothyroxin (Schilddrüsenhormon) klinisch und laborchemisch keine Wirkung, so ist an die oben genannte beispielhafte Wechselwirkung zu denken, da es sonst aufgrund der weiteren Steigerung des Levothyroxin und einer Beendigung der Therapie von Kalziumkarbonat, durch den Patienten selbst oder ärztlich angeordnet, zu nicht unerheblichen Nebenwirkungen durch die verstärkte Resorption mit konsekutiv ansteigendem Plasmaspiegel des Levothyroxin kommen kann.

In diesem Beispiel ist eine wissentliche Non-Compliance durch Nichtbeachtung des Einnahmezeitpunkts bzw. der zeitversetzten Einnahme von einer unwissentlichen Non-Compliance durch die fehlende Aufklärung seitens des betreuenden Arztes zu unterscheiden.

Aus beiden Beispielen wird bereits deutlich, dass es gilt, eine offene, von Vertrautheit geprägte Arzt-Patienten-Beziehung aufzubauen, in der eindeutige Absprachen getroffen werden müssen.

Vor dem Hintergrund des Beispiels 2 wird ersichtlich, dass die Definition der Non-Compliance in Bezug auf die Arzneimitteltherapie weiter spezifiziert werden muss. Es wird hier unterschieden zwischen der Nichteinnahme, der Einnahme einer falschen Dosis, einem falschen Einnahmezeitpunkt und/ oder einer falschen Reihenfolge der Medikamenteneinnahme.

1.4.3 Arten der Patienten-Non-Compliance

Neben den oben dargestellten Grundformen der Non-Compliance lassen sich bestimmte **Verhaltensmuster in Bezug auf die verordnete Arzneimitteltherapie** herstellen. Tabelle 1.5 fasst die in der Literatur beschriebenen Muster zusammen.

Begriff	Verhaltensmuster
intelligente Non-Compliance	Patient informiert sich eigenständig über seine Erkrankung oder bemerkt Nebenwirkungen als Ursache der Medikamenteneinnahme und entscheidet sich bewusst ohne Wissen des Therapeuten, von der Verordnung abzuweichen. Auch Symptomfreiheit nach einem Auslassversuch führt zur Abweichung vom Therapieplan. Ist zusammenfassend als rational-empirisch basierte Entscheidung des Patienten zu sehen.
erratische Compliance	Unregelmäßige bzw. unsystematische, eher zufällige Compliance ohne erkennbares Muster
Weißkittel-Compliance bzw. Zahnputzeffekt	Kurz vor dem Termin beginnt der Patient mit der Befolgung der Verordnung, die er ansonsten ignoriert.
Horten	Sammeln von Medikamenten, um im Fall einer akuten Erkrankung selbstbestimmt eine Therapie einzuleiten
Polymedikation	Selbstständige Verordnung rezeptfreier Präparate, um den Allgemeinzustand zu verbessern. Oder mehrere Ärzte werden mit der gleichen Fragestellung aufgesucht und die jeweils verschriebenen Medikamente werden parallel eingenommen ohne Wissen der Verordner.
Parkplatzeffekt	Die verordneten aber nicht genommenen Medikamente werden vom Patienten vor dem Arztbesuch entsorgt.
Arzneimittelferien	Der Patient hält sich langfristig an die Verordnung – nimmt sich aber selbstständig aufgrund von Nebenwirkungen bzw. der Wirkweise der Medikation eine Pause von der Dauermedikation. Beispiel: Aufgrund eines geplanten Ausflugs wird das Diuretikum bei bestehender Herzinsuffizienz an diesem Tag nicht eingenommen.
Dosishäufigkeit-Compliance	Gerade bei mehrfach am Tag verordneten Medikamenten kommt es zur mangelnden Zuverlässigkeit bzgl. Einnahmezeitpunkt und Dosierung.
vorzeitiger Therapieabbruch	Die Therapie wird vorzeitig abgebrochen, wenn der erwartete Erfolg ausbleibt oder sich eine initial vorhandene Symptomatik verbessert hat, sodass der Patient keinen Anlass mehr für die Fortsetzung der Medikation sieht.

Tabelle 1.5: Verhaltensmuster in Bezug auf die verordnete Arzneimitteltherapie (vgl. Heuer/Heuer, 1999, S. 17; Brucksch et al., S. 3 ff., 2005; Hammer/Graf, 2013, S. 12)

1.4.4 Einflussfaktoren der Non-Compliance

Nach Literaturrecherche lassen sich zahlreiche Faktoren als Ursache der Non-Compliance finden. Tabelle 1.6 fasst die häufig genannten Faktoren zusammen.

Faktoren für Non-Compliance
Angst vor Medikamentennebenwirkungen
Anzahl der Medikamente
Art der Medikamentenverpackung
fehlende Information zur Verhaltensänderung
fehlende soziale Unterstützung durch Familie, Freunde oder Pflegende
fehlender kurzfristiger Therapieerfolg, Patient glaubt nicht mehr an Therapieerfolg
fehlendes Krankheitsverständnis
kulturelle Barrieren
mentale Probleme (insbesondere Depressionen)
niedriger Bildungshintergrund
psychiatrische Erkrankungen (z. B. Schizophrenie)
schlechtes Arzt-Patienten-Verhältnis
Selbstbeteiligung an Therapie, hohe Zuzahlungsgebühren (insb. Arzneimittelkosten)
Uhrzeit der Einnahme, morgendliche Einnahme erfolgt regelmäßiger als abends
Unklarheit über die Einnahme/Dosierung
Unverträglichkeit der Medikamente
Verschwinden der Symptome (Symptomfreiheit)
vorgeschlagene Lifestyle-Modifikation nicht alltagstauglich
zu komplexe Therapieschemata

Tabelle 1.6: Faktoren für Non-Compliance

Die genannten Faktoren lassen sich in folgende Dimensionen zusammenfassen: demografische Faktoren, familiäre und kulturelle Faktoren, psychosoziale und Verhaltensfaktoren, krankheitsbezogene Faktoren, therapiebezogene

Faktoren, Aspekte des Behandlungsplans, Charakteristika des Gesundheitssystems (vgl. Krueger et al., 2005, S. 313 ff.).

Diese Einteilung zeigt große Ähnlichkeiten zu den von der World Health Organisation (WHO) bereits 2003 definierten fünf Dimensionen der Compliance. Hier wurden die Einflussfaktoren subsumiert unter: indikationsbezogene Faktoren, therapiebezogene Faktoren, patientenbezogene Faktoren, soziale, ökonomische und Gesundheitssystemfaktoren sowie leistungserbringerbezogene Faktoren (vgl. WHO, 2003).

1.4.5 Ärztlich getriggerte Non-Compliance

Betrachten wir nochmals die unter 1.4.2 definierten Dimensionen als Ursache der Non-Compliance der WHO, so finden wir u. a. auch den leistungserbringerbezogenen Faktor. Hiermit wird explizit der Arzt mit einbezogen.

In Kapitel 1.4.2 wurde erwähnt, dass es für compliantes Patientenverhalten eine offene, von Vertrautheit geprägte Arzt-Patienten-Beziehung aufzubauen gilt, in der eindeutige Absprachen getroffen werden müssen. Das Ausmaß des Vertrauens des Patienten zum Arzt und in die Compliance zeigen eine deutliche Korrelation. Daher ist es nicht verwunderlich, dass eine autoritär geprägte Haltung des Arztes und die damit verbundene Distanz zum Patienten zu einer Verschlechterung der Compliance führt.

Weitere Gründe der ärztlich getriggerten Non-Compliance sind in einer fehlenden oder fehlerhaften Motivation des Arztes, in missverständlichen Aussagen zur Therapie und der häufig zu einseitig dargestellten Therapie (Überschätzung des Therapieerfolgs) zu suchen.

Auch sind eine kognitive und emotionale Überforderung seitens des Arztes unter Einbeziehung von Drohungen und angsterzeugenden Monologen als Ursache der Non-Compliance anzusehen.

Die sich hieraus häufig ergebenden Angriffe auf das Selbstwertgefühl des Patienten verstärken diesen negativen Trigger. Der entscheidende Faktor scheint aber in der unzureichenden Einbeziehung von Eigenverantwortlichkeit und Selbstständigkeit des Patienten begründet zu sein.

1.4.6 Non-Compliance – Folge der Wahlfreiheit auf dem Gesundheitsmarkt?

An dieser Stelle sei ein Gedankenanstoß formuliert: Ist die Non-Compliance vielleicht auch eine Folge der bestehenden Wahlfreiheit auf dem Gesundheitsmarkt?

Der Patient steht aufgrund seiner Position als Geldgeber im Gesundheitssystem im Fokus aller Leistungsanbieter, u. a. Versicherungen, Ärzte, Apotheker, Pflegedienste. Das heißt der Patient von heute ist ein Verbraucher von zahlreich angebotenen Leistungen im Gesundheitssektor. Dies führt nicht nur häufig zu individuell ungenutzten Synergieeffekten, sondern hat auch nicht unerhebliche, hemmende Effekte im Hinblick auf die Compliance.

Dieser Gedankenanstoß spricht zum einen die Notwendigkeit der Segmentierung der Patienten (Kunden) und zum anderen die Notwendigkeit der Vernetzung der Gesundheitsdienstleister an.

1.4.7 Epidemiologie und gesundheitsökonomische Relevanz

Festzuhalten gilt zunächst, dass die Non-Compliance eher ein Problem bei der Therapie chronischer Erkrankungen ist und weniger bei akuten Erkrankungen auftritt.

Im Akutfall zwingen meist ausgeprägte körperliche Beschwerden/Symptome, wie im Rahmen einer schweren Grippe oder eines Unfallereignisses, zu einem angemessenen Verhalten wie Bettruhe oder der Einnahme einer verordneten Medikation (vgl. Hammer/Graf, 2013, S. 11).

Schwieriger ist eine langfristige Verhaltensänderung bzw. Therapietreue bei vorliegender chronischer Erkrankung, wie der arteriellen Hypertonie, bei der die klinischen Symptome und der Leidensdruck in der Anfangsphase oft gering sind, Antihypertensiva unangenehme Nebenwirkungen haben und viele Patienten nicht an den Nutzen der Therapie glauben.

Betrachtet man die pharmakologische Therapietreue, so befolgen unabhängig von der zugrunde liegenden Erkrankung, der Art der Behandlung oder dem Alter nur 50 % der Patienten den ärztlichen Rat (vgl. Dezii, 2000, S. 7 ff.; Bloom, 2001, S. 647; Fink-Anthe, 2002, S. 164 f.). Betrachtet man die Zahlen für KHK-Patienten, so liegt die Non-Compliance-Quote für Pharmakotherapie bei ca. 40 % (vgl. Zehetgruber, 2010, S. 2).

Aus den Daten der EUROASPIRE-III-Studie wissen wir, dass bereits sechs Monate nach einem Krankenhausaufenthalt die beeinflussbaren Risikofaktoren nur noch bei einem Fünftel der Patienten im empfohlenen Bereich liegen.

Vor dem Hintergrund der hohen Non-Compliance-Rate scheint es nicht verwunderlich, dass sich eine erhebliche Diskrepanz zwischen dem theoretischen Therapieerfolg und den Ergebnissen der tatsächlich beobachteten Medikamentenanwendung zeigen lässt (vgl. Sabaté, 2003). Dies bedeutet, Non-Compliance ist mit einer erhöhten Morbidität und Mortalität assoziiert.

Dies bestätigt die Metaanalyse von 21 Beobachtungsstudien mit insgesamt 46.847 eingeschlossenen Patienten von Simpson et al. (vgl. Simpson et al., 2006), die eine signifikante Reduktion der Mortalitätsrate bei guter im Vergleich zu schlechter Compliance zeigt (OR 0,56; OR-Odds-Ratio, auch Kreuzproduktverhältnis, ist eine statistische Maßzahl, die einen Aufschluss über die Stärke des Zusammenhangs zweier Merkmale gibt).

Non-Compliance führt aber nicht nur zur Progression der Erkrankung, zu Folgeerkrankungen, rezidivierender Arztkonsultation und Hospitalisation, sondern auch zu Produktionsverlusten in der Industrie infolge des Arbeitskraftausfalls durch die erhöhte Krankschreibungsrate (vgl. Rizzo et al., 1996, S. 249 ff.).

So steigt auch die Polypharmazie bedingt durch den fehlenden Wirkeintritt der verordneten Therapie. Diese sich aufbauende Arzneimittel-Kaskade führt nicht nur zu zunehmenden Arzneimittelnebenwirkungen mit konsekutiv ansteigender Hospitalisation und ansteigenden Arzneimittelkosten, sondern ist assoziiert mit einer erhöhten Letalität, insbesondere bei älteren Patienten.

In der Literatur werden die in Deutschland durch Non-Compliance verursachten Gesamtkosten auf ca. 7,5 bis 10 Milliarden Euro berechnet (vgl. Volmer/Kielhorn, 1999, S. 55 ff.; Kehl, 2009, S. 25; Bauer et al., 2012, S. 377). Damit liegen die Kosten der Non-Compliance in der Dimension der Gesundheitsausgaben für die Behandlung der KHK. Eine von Booz & Company und der Bertelsmann Stiftung durchgeführte Analyse zeigt alleine für die chronischen Erkrankungen arterielle Hypertonie, Asthma bronchiale und chronischobstruktive Lungenerkrankung (COPD), chronische Rückenschmerzen, Depression und Gelenkrheumatismus die enorme und alarmierende Summe von geschätzten 38 bis 75 Milliarden Euro als Folge der Non-Compliance (vgl. Behner et al., 2012, S. 2).

Daten aus den USA schätzen die dort entstehenden Gesundheitskosten als Folge der Non-Compliance auf ca. 300 Milliarden USD (vgl. Vlasnik et al., 2005, S. 47 ff.). So sind in den USA schätzungsweise 33–39 % der stationären, medikamentenbedingten Krankenhauseinweisungen auf eine unzureichende Compliance zurückzuführen mit resultierenden jährlichen Kosten von 100 Milliarden USD.

Grundsätzlich anzumerken ist, dass sich die oben genannten Gesundheitskosten als Folge der Non-Compliance aus direkten und indirekten Kosten zusammensetzen.

- Zu den **direkten Kosten** zählt man z. B. vermehrte Krankenhauseinweisungen, vermehrten Pflegebedarf, häufigere Therapiewechsel, zusätzliche Arztbesuche, Mehrfachdiagnostik, Rettungsdiensteinsatz, nicht notwendige oder nicht eingenommene Medikamente.
- Unter die **indirekten Kosten** fallen u. a. der bereits oben genannte Produktivitätsverlust aufgrund der Arbeitsunfähigkeit, Anwesenheit mit eingeschränkter Arbeitsfähigkeit bzw. Einschränkung aufgrund von Abwesenheit.

Aufgrund des demografischen Wandels wird die Anzahl der chronisch erkrankten Patienten weiter anwachsen, was zu einer Verschärfung der Compliance-Problematik mit konsekutiv ansteigenden Gesundheitskosten führen wird, was auch den Ruf nach gesundheitspolitischen Reformen lauter werden lässt. Daher werden nachfolgend die Grenzen der Prävention in Bezug auf den Faktor Recht beleuchtet.

1.5 Gesetzliche Verankerung der Prävention

Vor dem Hintergrund der in Kapitel 1.1 aufgeführten ansteigenden Gesundheitsausgaben mit daraus resultierenden Finanzierungsproblemen und steigenden Kassenbeiträgen vergeht kein Tag, an dem nicht über die Perspektiven und Grenzen des aktuellen Gesundheitssystems gesprochen wird.

Da wundert es kaum noch, dass auch die katholische Deutsche Bischofskonferenz, in Person von Erzbischof Robert Zollitsch, in die Debatte um die Eingrenzung der Gesundheitsausgaben einsteigt. „Die Welt“ titelte im Januar 2011: „Kirche fordert Selbstbeteiligung beim Arztbesuch“. So wird Erzbischof Zollitsch zitiert: „Wir brauchen eine ehrliche Auseinandersetzung mit der Frage, was ethisch verantwortungsvoll, gerecht und kostenbewusst ist.“ (Die Welt, 2006) Der Kirchenvertreter spricht in diesem Interview gezielt die „individuell tragbaren und beeinflussbaren Risiken“ an und greift die Diskussion um eine höhere Eigenverantwortung auf.

Die Einforderung der Eigenverantwortung lässt sich nicht nur in diesem Interview erkennen, sondern wird in einer Vielzahl aktuell veröffentlichter Publikationen, Foren, in sozialen Netzwerken und TV-Talkshows diskutiert.

Das Thema scheint in der Mitte unserer Gesellschaft angekommen zu sein. Da verwundert es auch nicht mehr, dass die Süddeutsche Zeitung 2010 einen skurrilen Artikel mit dem Titel „‚McTax‘ – futtern für den Fiskus“ (vgl. Brill, 2010) abdruckte. Dieser Bericht erzählt von den Überlegungen des rumänischen Gesundheitsministers auf Fastfood eine Steuer zu erheben, um einen gesundheitsbewussten Lebensstil zu fördern. Ähnliche Diskussionen werden in den USA in Bezug auf „Junkfood“ geführt.

Interpretiert man die oben genannten Aussagen von Erzbischof Zollitsch, so fordert dieser letztlich ein modernes Präventionsrecht, das sich dadurch auszeichnet, dass es die Eigenverantwortung all dieser Beteiligten fördert, aber auch fordert. Das Ziel dieser Forderung liegt in der Kostenreduktion durch die Schaffung klarer Verantwortungsstrukturen und die Förderung von Eigenverantwortung.

Problematisch an derartigen Forderungen ist aber die Tatsache, dass sich gesundheitsschädliches Verhalten nur sehr schwer klassifizieren und damit eindämmen lässt. Auch stellt sich die Frage, ob Risikofaktoren bzw. gesundheitsschädigendes Verhalten auch individuell, vor dem Hintergrund des nötigen Wissens um potenziell krankheitsverursachende Wirkungen des Lebensstils, wahrgenommen werden (vgl. Nagel, 2011).

Weiter führen sozioökonomische Diskrepanzen zu ungleichen Ausgangsbedingungen für einen gesundheitsbewussten Lebensstil. Hier klingt auch das juristische Problem an, wie weit eine präventive gesetzliche Steuerung überhaupt gehen darf bzw. wie weit staatliche Präventionsmaßnahmen in die Freiheiten und Rechte des Einzelnen eingreifen dürfen.

Juristisch betrachtet geht eine staatliche Präventionspolitik, die regulierend auf das individuelle Verhalten eingeht, in der Regel mit Grundrechteingriffen einher, die verfassungsrechtlich gerechtfertigt sein müssen. Der Staat kann sich hierbei auf den Gesundheitsschutz als legitimen Zweck berufen, wenn „verhaltenslenkende Maßnahmen vor solchen Verhaltensweisen Dritter schützen sollen, die die Gesundheit des Einzelnen zu beeinträchtigen drohen (Gefahrenabwehr) oder beeinträchtigen können (Vorsorge)" (Mühlenbruch/Buchner, 2007, S. 4).

Im Falle des gesundheitsfördernden, risikominimierenden Verhaltens als Selbstzweck wird aber nicht grundsätzlich von einem legitimen Zweck ausgegangen, da dies „einer paternalistischen Fürsorge des Staates in Form des Schutzes des mündigen Menschen vor sich selbst gleichkäme" (Mühlenbruch/Buchner, 2007, S. 5). Eine Pflicht zur gesundheitsfördernden Lebensführung besteht nicht.

Anders sieht es aber z. B. beim gesetzlich geregelten Rauchverbot in Restaurants und Bars aus. Hier liegt die Rechtsprechung in der Tatsache begründet, dass es nicht um den Schutz vor sich selbst, sondern um den Schutz anderer (Dritter) geht – d. h. im Sinne des oben beschriebenen „Gesundheitsschutz als legitimen Zweck".

Hierzu ist auf eine interessante Arbeit aus dem Jahr 2012 von Hurt et al. hinzuweisen. Die Wissenschaftler zeigten, dass es nach Einführung des Rauchverbots in Olmstedt County in Minnesota im Jahr 2002 in Restaurants und 2007 in Bars und allen Arbeitsplätzen zu einem Rückgang der Herzinfarkt-Zahlen um ca. 30 % kam (vgl. Hurt et al., 2012, S. 1635 ff.).

Eine Vorher-Nachher-Studie aus Deutschland zeigte nach Einführung des Nichtraucherschutzgesetzes 08/2007 und 07/2008 ebenfalls einen Rückgang der Hospitalisation aufgrund einer Angina pectoris um ca. 13 % und aufgrund eines akuten Herzinfarkts um ca. 8 % (vgl. Sargent et al., 2012, S. 227 ff.). Insgesamt wurden 3.700.384 Personen in diese Studie eingeschlossen. Problematisch an diesen Studien ist aber, dass nicht zwischen einer reduzierten Passivrauchexposition bei Nichtrauchern und Abnahme des Zigarettenkonsums bei Rauchern als Ursache für den Hospitalisationsrückgang unterschieden werden kann – auch zeigen diese Untersuchungen zahlreiche methodische Schwächen.

Letztlich lässt sich aber sicher festhalten, dass sich das kardiovaskuläre Risiko der Menschen ohne vorliegenden Nikotinkonsum (Nichtraucher) durch Reduktion der Passiv-Exposition reduzieren lässt.

Ob sich das Risiko der Raucher im gleichen Maße senken lässt, ist unwahrscheinlich, aber methodisch schwer zu bestimmen. So wurde der Konsum von Nikotin durch das „Outside-Rauchen" im Rahmen von Barbesuchen nur marginal reduziert. Zusammenfassend bleibt bei dieser Maßnahme aber zumindest ein nicht zu vernachlässigender Teilerfolg. Eine nachhaltige Nikotinkarenz, im Sinne der unter 1.2.6 angesprochenen Sekundärprävention bei der KHK, erscheint durch das Raucherschutzgesetz aber nur für einen geringen Teil der Betroffenen realisierbar.

Die weiterführende fundierte Darlegung der Frage nach den Grenzen der staatlichen Präventionspolitik würde den Rahmen der vorliegenden Ausarbeitung sprengen, es sei aber hier angemerkt, dass der Einfluss der Prävention gesetzlich limitiert ist, da eine regulierende Beeinflussung des individuellen Verhaltens in der Regel mit Grundrechteingriffen verbunden ist, die verfassungsrechtlich gerechtfertigt sein müssen. Unabhängig von der rechtlichen Situation erscheint hier die Nachhaltigkeit der individuellen Verhaltensanpassung, wohlgemerkt Anpassung, mindestens fragwürdig, da hier keine Verhaltensänderung, durch die individuelle Überzeugung, erzielt wird.

Ebenfalls erscheint eine kollektive Lösung für ein individuelles Problem mehr als fragwürdig, da die Ausgangs- und Alltagsbedingungen zum Teil erheblich divergieren. Der politische Einfluss wird deshalb aber nicht überflüssig. Die Gesundheitspolitik sollte die Informations-, Leistungs- und Abrechnungstransparenz garantieren und Vereinbarungen zwischen den Akteuren auf dem Gesundheitsmarkt überwachen und Mindeststandards der Versorgung definieren (vgl. Scherenberg, 2012b, S. 65).

Die Bürger müssen zwingend durch gesetzliche Regelungen vor Missbrauch geschützt werden.

1.6 Disease-Management-Programm für die KHK

Nachfolgend werden Vor- und Nachteile von Disease-Management-Programmen (DMP) generell und speziell für die KHK (DMP-KHK) diskutiert.

1.6.1 Hintergrund, Definition und Ziele des DMP-KHK

Nach Stock et al. versteht man unter einem Disease-Management-Programm (DMP) Folgendes: „Disease Management ist ein systematischer, langfristiger, sektorenübergreifender und populationsbezogener Ansatz zur Förderung einer kontinuierlichen, Evidenz–basierten Versorgung von Patienten mit chronischen Erkrankungen über alle Krankheitsstadien und Aspekte der Versorgung hinweg. Der Prozess umfasst Prävention, Diagnosestellung, Therapie und Weiterbetreuung und schließt die kontinuierliche Evaluation medizinischer, ökonomischer und psychosozialer Parameter sowie eine darauf beruhende kontinuierliche Verbesserung des Versorgungsprozesses auf allen Ebenen ein.“ (Stock et al., 2004, S. 222)

Disease-Management-Programme (DMP) sind demnach sogenannte strukturierte Behandlungsprogramme (vgl. § 137 SGB V). Diese wurden aufgrund der hohen gesundheitsökonomischen und epidemiologischen Relevanz der chronischen Erkrankungen mit Inkrafttreten der Gesundheitsreform zum 01.01.2001 eingeführt.

Der Hintergrund des DMP-KHK liegt also darin begründet, die Qualität der Langzeitversorgung von Patienten mit koronarer Herzerkrankung durch einen strukturierten, qualitätsgesicherten und kontinuierlichen Behandlungsverlauf auf Basis evidenzbasierter Entscheidungsgrundlagen zu sichern und zu verbessern.

Die Teilnahme an einem Disease-Management-Programm ist für den betreuenden Arzt und den Patienten freiwillig und kann jederzeit widerrufen werden.

Die Kassenärztliche Vereinigung (KV) Nordrhein formuliert in ihrem Informationspaket zum DMP-KHK, dass Disease-Management-Programme der „Vermeidung (kostenintensiver) Stadien chronischer Erkrankungen“ und „der Vermeidung von Langzeitkomplikationen bezogen auf das Risikopotential der jeweiligen Erkrankung" dienen. Das DMP-KHK dient demnach der Sekundärprävention (vgl. KV-Nordrhein, 2011).

Es lassen sich drei zentrale Therapieziele des DMP-KHK definieren (vgl. Hagen et al., 2010, S. 307):

1) Verringerung der KHK-bedingten Mortalität
2) Verringerung der kardiovaskulären Morbidität, d. h. Verhinderung eines Herzinfarktes mit konsekutiver Herzinsuffizienz
3) Steigerung der Lebensqualität durch Steigerung der körperlichen Belastungsfähigkeit und Reduktion der Angina pectoris

Die regelmäßige Dokumentation des Behandlungsverlaufs dient der Qualitätssicherung. Erreicht werden sollen diese Ziele durch Motivation der Patienten.

1.6.2 Versorgungsqualität und Effektivität des DMP-KHK

Exemplarisch wird im folgenden Text die Arbeit von Hagen et al. aus dem Jahr 2010 dargestellt, die die Versorgungsqualität des DMP-KHK in der Region Nordrhein untersucht (vgl. Hagen et al., 2010, S. 307 ff.). Im Jahr 2008 waren insgesamt 186.599 Patienten mit nachgewiesener KHK in das DMP in der Region Nordrhein eingeschrieben. Dies entsprach ca. 45 % der Patienten mit mutmaßlich vorliegender KHK.

Der Anteil der Männer betrug 63,2 %, das mittlere Alter der Patienten lag bei 70,2 Jahren und die mittlere Erkrankungsdauer lag bei 8,2 Jahren. Bei 87,4 % lag eine arterielle Hypertonie vor. Die durchschnittliche Verweildauer im DMP-KHK lag bei 27,3 Monaten. Positiv zu erwähnen ist, dass 6 von 10 Patienten nach durchschnittlich zweieinviertel Jahren DMP-Teilnahme einen Blutdruck von <140/90 mmHg aufwiesen. Dies ist sicherlich auf die hohe Verordnungshäufigkeit antihypertensiver Medikamente zurückzuführen. So erhielten in etwa 89,5 % der Patienten eine anithypertensive Medikation.

Diskrepanzen bzw. Schwächen in Bezug auf eine Blutdrucksenkung fanden sich für das Kollektiv der Patienten mit gleichzeitig vorliegendem Diabetes mellitus Typ 2 – hier konnte seltener eine effektive Blutdrucksenkung erreicht werden. Auch zeigten sich in der vorliegenden Arbeit Geschlechtsunterschiede in Bezug auf die Effektivität der Blutdrucksenkung.

So erreichten gerade junge Frauen seltener den Zielblutdruck. Dies erscheint vor allem vor dem Hintergrund, dass es bei Frauen mit vorliegender KHK, im Vergleich zu gleich alten Männern, häufiger zu einer Herzinsuffizienz kommt, alarmierend. Aussagen zur Entwicklung der Morbidität und Mortalität durch die Teilnahme am DMP-KHK werden aufgrund der noch kurzen Laufzeit des Programms nicht getroffen.

Sicher zeigt die hier dargestellte Arbeit, dass das DMP-KHK die bestehenden Mängel in der Versorgung von KHK-Patienten verringert. Aber wie effektiv dieses Programm sich im Hinblick auf Morbidität und Mortalität sowie das Verhältnis zwischen Nutzen und Kosten zeigt, ist zum jetzigen Zeitpunkt nicht sicher zu belegen.

Ein Grund ist darin zu suchen, dass bei Einführung sämtlicher Programme versäumt wurde, die Versorgungslage (Ausgangslage) qualitativ belastbar zu dokumentieren. Daher sind belastbare Aussagen über den Erfolg einzelner Programme nur schwer darzustellen. Auch sind Vergleiche mit Nicht-DMP-Patienten schwierig, da diese nicht strukturiert erfasst werden. Weiter ist festzuhalten, dass aufgrund der bürokratischen und komplizierten Dokumentation eine fehlerhafte Datenverarbeitung nicht auszuschließen ist: Es scheint gängige Praxis zu sein, dass die entsprechenden „Häkchen und Kreuzchen" und die Eintragungen der Vitalparameter durch das Assistenzpersonal in der Arztpraxis erfolgen – hier lassen sich Übertragungsfehler bzw. Fehler durch mangelnde Kommunikation vermuten.

Unbestritten ist aber auch, dass die Arzneimittelkosten durch dieses „Je-mehr-desto-besser-Programm" durch die Zunahme der Verordnungen deutlich gestiegen sind. Der Fokus liegt auf der leitliniengerechten Behandlung durch den Arzt. Die Einbeziehung des Patienten wird aber häufig vernachlässigt, wobei dessen Verhalten den Großteil der Therapiekosten ausmacht. Das heißt, der Patient wird zwar im Rahmen der Schulungen des DMP auf die Notwendigkeit eine Lifestyle-Modifikation hingewiesen, der Erfolg bzw. die Compliance dieser Intervention wird aber nicht geprüft. Das bedeutet im Klartext, dass die nicht medikamentösen Ressourcen mittels DMP nicht optimal ausgeschöpft werden. Spezielle Interventionen für sogenannte

„DMP-Non-Responder" sind nicht vorgesehen (DMP-Non-Responder sind die Patienten, die mit den vorgegebenen Interventionen im DMP-KHK nicht effektiv erreicht werden, d. h. „therapieresistent" sind).

2 Vision: Das Potenzial von Techniken des Marketingmanagements

Das Ziel des nachfolgenden Kapitels ist es herauszuarbeiten, dass Prävention eine complianceabhängige Dienstleistung ist, für deren Erfolg die **Nutzung von Grundprinzipien und Techniken des Marketingmanagements überaus Erfolg versprechend** sein kann.

Compliance wird nachfolgend als prozessuale Abfolge von Einzelbestandteilen erläutert, um die Stellschrauben und das Potenzial des Marketings in der Compliance-Optimierung sichtbar zu machen.

Dazu ein einleitendes Gedankenexperiment: Aus dem Alltag wissen wir, dass die Qualität eines Produktes durch die Funktionsfähigkeit definiert wird. Diese ist abhängig von der Auswahl der richtigen Einzelteile. Stellen wir uns vor diesem Hintergrund die Prävention als Produkt vor. Elementar für die Produktion ist die Auswahl der richtigen Einzelteile (interne und externe Faktoren), die ein funktionierendes System (Compliance) entstehen lassen – aus der die Funktion des Produktes (Prävention) resultiert. Übertragen auf die Funktion einer Uhr ist die Compliance das Uhrwerk, das nur infolge in sich greifender Einzelfunktionen funktionieren kann. Je genauer das Uhrwerk arbeitet umso exakter ist die Uhrzeit – bzw. die Qualität der Prävention.

2.1 Prävention – eine complianceabhängige Dienstleistung

In der Literaturrecherche zur Definition des Wortes Dienstleistung zeigt sich eine sehr heterogene Begriffsdefinition. Das liegt sicherlich u. a. an der Viel falt und Unübersichtlichkeit von Dienstleistungen. So können Dienstleistungen allgemein als abstrakte Leistungsversprechen verstanden werden, die als Grundlage die Definition des Gegenstands der Dienstleistungsbeziehungen erfordern (vgl. Koch, 2010, S. 67).

Die Beteiligten müssen demnach eine Kooperationsbeziehung eingehen mit dem Ziel des gemeinsamen Handelns. Es hat sich aktuell eine **Definition auf Basis der konstitutiven Merkmale** durchgesetzt (vgl. Meffert/Bruhn, 2012, S. 14 ff.).

Naheliegend ist, dass Dienstleistungen im Gegensatz zu Sachgütern nicht greifbar und nicht materiell sind (Intangibilität) und dass sie kundenindividuell erstellt werden. Dienstleistungen können nicht vorab auf Lager produziert werden (Verderblichkeit), d. h. die Erstellung und der Absatz sind nicht voneinander zu trennen. Der Nachfrager einer Dienstleistung muss sich als Co-Produzent am Erstellungsprozess beteiligen (Integration des externen Faktors).

Festzuhalten gilt, dass die Prozedur und das Ergebnis der Dienstleistung im Voraus nicht genau bestimmbar sind. Hieraus ist ersichtlich, dass das Vorhandensein von Vertrauen in die zukünftige Leistungsfähigkeit des Anbieters elementar ist (wahrgenommenes Risiko) (vgl. Meffert/Bruhn, 2012, S. 14 ff.).

Da eine vollkommene Abgrenzung zwischen Dienstleistungen und Sachgütern alleine über die konstitutiven Merkmale nicht zu erreichen ist, wird auch eine Leistungsabgrenzung von Sachgütern und Dienstleistungen anhand eines Drei-Phasen-Modells vorgenommen. Hierdurch lassen sich zentrale Abgrenzungen zu Dienstleistungen herausarbeiten:

> „**Dienstleistungen** sind selbstständige, marktfähige Leistungen, die mit der Bereitstellung (z. B. Versicherungsleistungen) und/oder dem Einsatz von Leistungsfähigkeiten (z. B. Friseurleistungen) verbunden sind (**Potenzialorientierung**). Interne (z. B. Geschäftsräume, Personal, Ausstattung) und externe Faktoren (also solche, die nicht im Einflussbereich des Dienstleisters liegen) werden im Rahmen des Erstellungsprozesses kombiniert (**Prozessorientierung**). Die Faktorenkombination des Dienstleistungsanbieters wird mit dem Ziel eingesetzt, an den externen Faktoren, an Menschen (z. B. Kunden) und deren Objekten (z. B. Auto des Kunden) nutzenstiftende Wirkungen (z. B. Inspektion beim Auto) zu erzielen (**Ergebnisorientierung**)." (Meffert/Bruhn, 2012, S. 17)

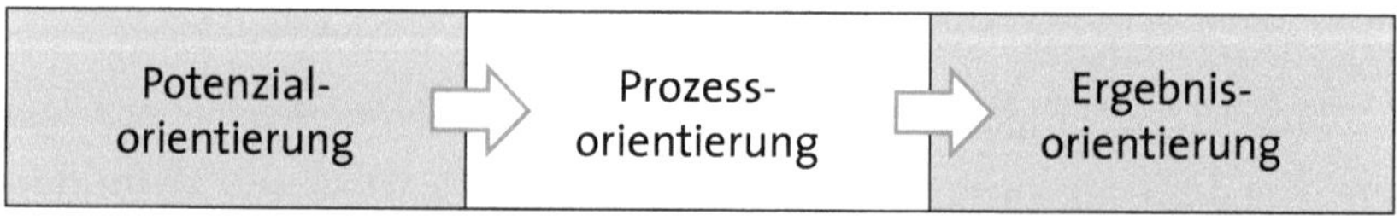

Abbildung 2.1: Drei-Phasen-Modell nach Meffert/Bruhn (vgl. Meffert/Bruhn, 2012, S. 17)

Die aufeinanderfolgenden **Phasen einer Dienstleistung** sind mit ihren konstitutiven Merkmalen verknüpft (vgl. hier und zum Folgenden Hoyer, 2007, S. 11 f.).

- In der ersten Phase der Potenzialorientierung findet sich das intangible Leistungsversprechen des Dienstleistungsanbieters wieder. Hier werden die Fähigkeit und die Bereitschaft zur Erbringung der Dienstleistung vermarktet, wobei sowohl die Bereitschaft, als auch die Fähigkeit nicht greifbar sind.
- In der anschließenden zweiten Phase der Prozessorientierung erfolgt die Integration des externen Faktors. Hier ist die Integration des Kunden als Co-Produzent in die Leistungserstellung gemeint.
- In der letzten Phase der Ergebnisorientierung besteht wiederum die Verknüpfung zur Intangibilität eine Rolle. Die erstellte Leistung bleibt im Gegensatz zu Sachgütern nicht greifbar.

Die Durchsicht der Literatur zum Thema Dienstleistungsmarketing zeigt, dass es sich hierbei um eine noch junge Spezialisierung handelt. Auch scheint es für viele Gesundheitsunternehmen noch Nachholbedarf im erfolgreichen professionellen Dienstleistungsmarketing zu geben. Meffert und Bruhn sprechen daher noch von einer „Service-Wüste" (Meffert/Bruhn, 2012, S. 2).

Gerade vor dem Hintergrund der steigenden Anspruchshaltung der Patienten an die erwartete Leistung und der Fülle der am Markt angebotenen Leistungen zeigt sich die Notwendigkeit der Anpassung an die individuellen Ansprüche.

Analog zum Marketing wird das Dienstleistungsmarketing als umfassende Philosophie und Konzeption des Planens und Handelns gesehen, bei der der Anbieter der Leistung konsequent auf gegenwärtige und künftige Erfordernisse und Wünsche der Kunden ausgerichtet ist. Gerade im Dienstleistungsmarketing, resultierend aus der intensiven Interaktion zwischen Dienstleistungsanbieter und Dienstleistungsnachfrager, ist eine konsequente Kundenorientierung essenziell. Es zeigt sich, dass gerade diese dauerhafte Kundenorientierung zu nachhaltigen Wettbewerbsvorteilen führt (vgl. Meffert/Bruhn, 2012, S. 3).

Ein weiterer elementarer Erfolgsfaktor ist das interne Marketing, es zielt auf die Mitarbeiter und deren Wirken im Unternehmen ab. Hier gilt der Grundsatz: *Die Zufriedenheit der Kunden fängt beim Mitarbeiter an.* Das heißt, die Bedeutung des Personals ist für die Erbringung der Dienstleistung enorm wichtig. Davon abzugrenzen ist das externe Marketing mit Fokus auf den Absatzmarkt. Weitere Märkte sind bspw. der Beschaffungsmarkt für Arbeitskräfte, der Spendenmarkt etc. (vgl. Heister, 1999; Heister, 2012).

Aus dem Kapitel 1.4 wird ersichtlich, dass der Patient aktiv an der Wertschöpfung für die gewünschte Serviceleistung Prävention mitarbeiten muss, um eine Reduktion der Progression der Erkrankung mit nachfolgender Verhinderung von Folgeerkrankungen zu erreichen. Nicht zu vernachlässigen ist ebenfalls die hieraus zu erzielende Verhinderung von Produktionsverlusten im Arbeitsleben. Das Ziel muss eine langfristige Verhaltensänderung sein.

Auf der Grundlage der allgemeinen Angaben zum Dienstleistungsbegriff erscheint eine Translation auf die Prävention möglich. Das Ergebnis (Produktivität und Qualität) der Dienstleistung Prävention ist zu großen Anteilen vom „Input" des Patienten abhängig. Zum einen von der Eigenleistung und zum anderen von seiner Co-Produzententätigkeit während der Dienstleistungserstellung (Partizipationsleistung) (vgl. Dullinger, 2001, S. 7).

Das bedeutet, der Patient wird hier nicht nur als Empfänger einer Leistung wahrgenommen, sondern als Mitproduzent seiner Gesundheit und damit seiner Lebensqualität. Aus den hier getroffenen Aussagen lässt sich die Prävention als complianceabhängige Dienstleistung definieren.

Wir stehen nun vor folgendem **Dilemma**. Es zeigt sich einerseits eine breite wissenschaftlich fundierte Evidenz für die Effektivität der Sekundärprävention. Andererseits zeigt sich im Bereich KHK eine schlechte Compliance der Patienten. Es scheint, dass Patienten den erforderlichen Aufwand für die Compliance in einer internen Kosten-Nutzen-Abwägung negativ bewerten oder aber die Tragweite der Therapie nicht erkennen.

Vor diesem Hintergrund wird im nachfolgenden Kapitel die Compliance in ihre prozessualen Einzelbestandteile zerlegt, um Stellschrauben für die Optimierung sichtbar zu machen.

2.2 Compliance – eine prozessuale Abfolge von Einzelschritten

Schon nach Cameron ist Compliance als wesentlicher Erfolgsfaktor das Ergebnis einer Interaktion von Einzelprozessen: "The result of the individual interaction with providers and others in his/her environment." (Cameron, 1996, S. 248) Hieraus ist ersichtlich, dass Compliance als ein Input des Patienten, als Aufwand definiert werden kann, der in Zusammenarbeit mit dem Therapeuten erbracht werden muss.

Aus den Aussagen von Cameron wird deutlich, dass Compliance eine Arbeit definiert, die aufgewendet werden muss. Arbeit entspricht in diesem Zusammenhang dem zu erbringenden Input des Patienten. Es ist nachvollziehbar und evident, dass Input des Patienten nicht nur kurzfristig, sondern langfristig erfolgen muss, um eine hohe Effektivität sicherzustellen. Demnach lässt sich auch ein Zeitfaktor für Compliance deklarieren. Aus diesen, zugegeben abstrakten Angaben, lässt sich eine Assoziation zur physikalischen Formel Leistung = Arbeit pro Zeit herstellen. Die Leistung (Compliance) ist demnach das Ergebnis der Arbeit (Input) pro Zeit bzw. des Aufwandes pro Zeit. Weitergedacht – bedeutet dies aber auch, dass Compliance selbst als Dienstleistung aufgefasst werden kann. Compliance selber ist somit eine Dienstleistung. Der zu erbringende Input kommt von zwei Leistungserbringern – dem Arzt und dem Patienten.

Als messbare Ergebnisvariable definieren wir für die Arbeit (Input) pro Zeit die **Intensität**. Es lassen sich in der Literatur weitere Ergebnisvariablen für den Prozess der Compliance finden. Hier ist die **Ausführungsqualität** (quality of execution) und **Persistenz** (persistence, Beharrlichkeit) anzuführen (vgl. Vrijens/Urquhart, 2005, S. 618). Die Ausführungsqualität definiert, wie exakt sich der Patient an das verordnete Therapieschema hält, d. h. es wird das Ergebnis bewertet. Die Persistenz macht eine Aussage über die Zeitspanne, wie lange sich der Patient ab der ersten Einnahme an die Verordnung hält.

Die Abbildung 2.2 enthält die potenziell zu messenden Ergebnisvariablen für die Compliance.

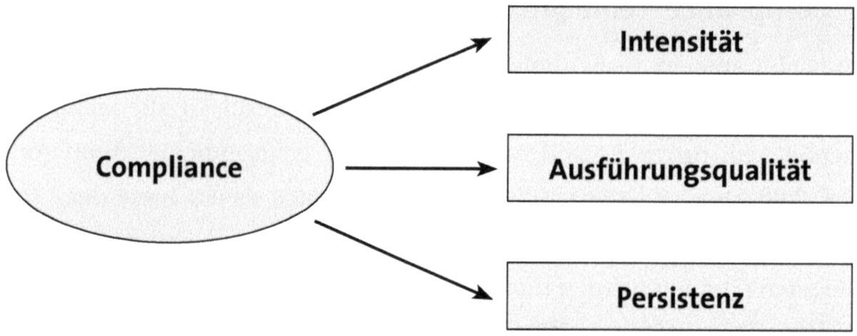

Abbildung 2.2: Messbare Ergebnisvariablen der Compliance

Extrahieren wir die wesentlichen bisherigen Aussagen, so kann die Compliance als Folge einer entstehenden oder bestehenden Bindung (hier Arzt-Patienten-Bindung), also als induzierter Prozess verstanden werden, in dem der Patient und Arzt aktiv eingebunden sind und an deren Ende ein Ergebnis steht, nämlich insbesondere die Qualität der Prävention. Abbildung 2.3 visualisiert die Compliance als prozessuale Handlung.

In Anlehnung an den betriebswirtschaftlichen Kontext, wo die Compliance im Zusammenhang mit der Einhaltung, Befolgung und Überwachung externer und interner Regelungen durch Unternehmen und Mitarbeiter verwandt wird, werden hier die zentralen Vokabeln Anweisung, Handlung, Einhaltung und Befolgung verwendet und ergänzt durch die vor- und nachgelagerten Schritte der bisher getroffenen Aussagen.

Die Abbildung 2.3 dient der Veranschaulichung der möglichen Angriffspunkte und Stellschrauben zur Verbesserung der Therapie bzw. Therapietreue im Sinne einer effektiven Sekundärprävention. Auch ist diese Skizze Grundlage für die Evaluation des Potenzials des medizinischen Compliance-Managers (MCM) in der weiter unten erläuterten individualisierten Compliance-Optimierung.

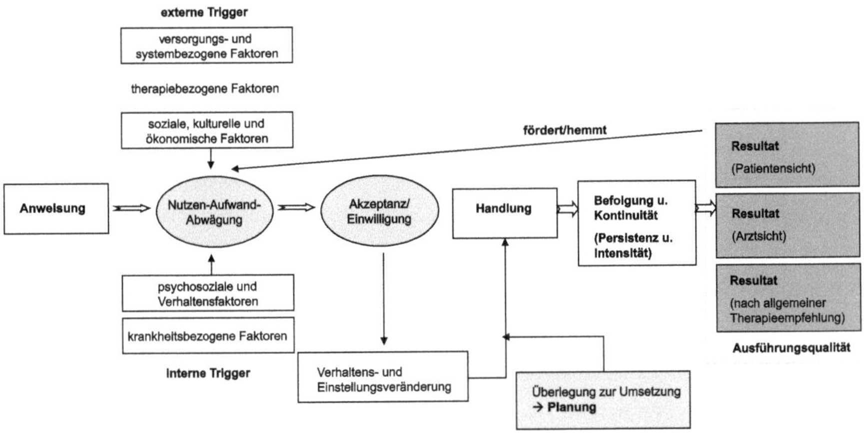

Abbildung 2.3: Compliance – eine prozessuale Handlung

Die Compliance von Patienten wird von verschiedenen Elementen beeinflusst. Compliance enthält die Ergebnisvariablen Persistenz, Intensität und Ausführungsqualität. Bei der Betrachtung des extrahierten Prozesses zeigt sich, dass dieser sowohl kognitive (z. B. Wissen) und affektive (z. B. Gefühle) als auch konative (z. B. Verhaltensabsichten) Elemente enthält.

Es lässt sich eine Brücke ziehen zum sogenannten Stimulus-Organism-Response-Modell (SOR-Modell), einem Modell aus der verhaltensorientierten Konsumentenverhaltensforschung. Dieses geht davon aus, dass ein Reiz (Stimulus) kognitive und aktivierende Prozesse im Organismus triggert, die das Verhalten (Response) einer Person unmittelbar beeinflussen. Aktivierende und kognitive Prozesse laufen nicht parallel ab, sondern bedingen sich gegenseitig.

Die Abbildung 2.3 zeigt, dass der Arzt Initiator, Verstärker und Koordinator des Prozesses ist. Wie aber bereits erläutert, kann auch der Arzt den selbst initiierten Prozess hemmen.

Bereits bei der Nutzen-Aufwand-Abwägung lässt sich grafisch ein angedeutetes Nadelöhr erkennen. Dieser Prozess muss vom Patienten positiv bewertet werden, um eine Handlungskonsequenz im Sinne der Compliance zu ermöglichen. Die Abbildung zeigt den internen Trigger „psychosoziale

Faktoren und Verhaltensfaktoren", der stark emotional getrieben ist. Dieser steht im direkten Kontrast zu rationalen Verstärkern wie den messbaren Erfolgen von einzelnen Therapiebestandteilen (therapiebezogene Faktoren). Es zeigt sich also, dass eine wissenschaftlich fundierte Meinung nicht ausreicht, um den Patienten zur gewünschten Handlung zu bewegen. Man könnte auch sagen, es geht hier zum einen um die Wirksamkeit, Verträglichkeit der Therapie und zum anderen um die Vereinbarkeit mit der Therapie (vgl. interne und externe Trigger in Abb. 2.3). Hieraus resultiert die Notwendigkeit der strategischen und interdisziplinären Ausrichtung des Gesundheitsdienstleisters (hier im Speziellen des Arztes).

Die Aussagen machen deutlich, dass gerade Medical Education, via klassischer und innovativer Kommunikation zur Aufklärung (Disease Awareness), eine elementare Säule der Dienstleistung darstellt. Eine strukturierte Darstellung des Marketinginstruments „Kommunikation" erfolgt weiter unten.

Vor dem Hintergrund der in der Grafik dargestellten soziokulturellen Trigger seitens des Patienten (Kunden) erscheint eine professionelle **Kundenfokussierung mittels Diversity-Management (DiM)** Erfolg versprechend. Der Leitgedanke von DiM ist, dass die Verschiedenheit des beschäftigten Personals bewusst zum Bestandteil der Personalstrategie und Organisationsentwicklung gemacht wird. Hier geht es u. a. um die Vielfalt bzgl. des Geschlechts, des Alters, der ethnischen Herkunft und der religiösen Orientierung (vgl. Matuko/Heister, 2011, S. 110). So belegen zahlreiche Studien den Nutzen einer geschlechtsspezifischen Intervention im Hinblick auf eine effektive Prävention (vgl. Baggio et al., 2013, S. 713 ff.; Wasserman et al., 2000, S. 1060 ff.). Das Thema DiM wird in Kapitel 3.5 detailliert aufgegriffen.

Die hellgrau dargestellten Elemente in Abbildung 2.3 unterliegen kognitiven Prozessen. Diese lassen sich u. a. positiv beeinflussen durch die Bereitstellung von ausreichendem und verständlichem Informationsmaterial, leicht verständlicher Kommunikation und Schulung.

Der Kasten „Verhaltens- und Einstellungsveränderung" unterliegt einem konativem Prozess des Patienten (Kunden). Dieser Prozess kann als kritische Variable angesehen werden, da sie von vielen Faktoren (kognitiven und insbesondere emotionalen) abhängig ist. Hier ist neben der kundenorientierten Kommunikation auf eine ausreichende intrinsische Motivation und Schaffung einer gleichberechtigten Partnerschaft zu achten. Externe Reize (z. B. präventive Bonusprogramme) können hier die Motivation weiter steigern.

Die aus den kognitiv, affektiv und konativ getriggerten Prozessen abgeleitete Handlung wird mittels der Ergebnisvariablen Persistenz, Intensität und Ausführungsqualität bewertet.

Das Resultat des Prozesses führt wiederum zu einem nicht unerheblichen retrograden Trigger, der durch den Anbieter der Dienstleistung verstärkt werden muss. Themen wie operante Konditionierung und das Modell- bzw. Imitationslernen erscheinen hier vielversprechend. Betrachten wir abschließend isoliert die Pfeile der Abbildung 2.3, so lässt sich ein nicht endender Kreislauf erkennen. Ein Ende des Prozesses ist damit nicht zu definieren.

Dazu ein weiterer Gedankenexkurs zum Compliance-Prozess: Es scheint als sei der Patient im Compliance-Prozess ein Autofahrer. Der Treibstoff wird vom Anbieter (Arzt) geliefert – erst hiermit ist ein Losfahren möglich. Damit das Ziel auch erreicht werden kann, muss der Anbieter im Rahmen der Inspektion für ein funktionstüchtiges Auto sorgen. Das heißt, der Anbieter repariert und kontrolliert zugleich. Dadurch generiert der Anbieter ein dauerhaft hohes Fahrgefühl und Sicherheit. Für die Routenplanung ist ein Navigationsgerät installiert. Hiermit ist das Umfahren von Hindernissen und Staus kein Problem mehr. Die Geschwindigkeit der Zielerreichung legt der Fahrer des Autos fest. Die Verkehrsregeln sind bei der Fahrt zu beachten.

Dieses Beispiel visualisiert nochmals die elementare Erkenntnis, dass der Arzt bzw. der MCM (vgl. hierzu Kap. 5) zwar als Initiator, Verstärker/Unterhalter und Koordinator des Prozesses fungiert, der Patient aber aktiv am Prozess teilnehmen muss, um sein Ziel zu erreichen. Die Intensität der Compliance und der Weg sind von der individuellen Vorstellung des Patienten abhängig – auch muss der Patient sich an bestimmte Vorgaben (Verkehrsregeln) halten, um an sein Ziel zu kommen.

Festzuhalten gilt bereits an dieser Stelle, dass sich aus einer hohen Intensität, Ausführungsqualität und Persistenz der Compliance eine Win-win-Situation für die Arzt-Patienten-Beziehung ableiten lässt.

Zum einen ist hier die hohe Zufriedenheit des Patienten durch die Reduktion der krankheitsassoziierten Symptome und der damit gesteigerten Lebensqualität (Effizienzsteigerung in der medizinischen Versorgung) zu erwähnen (vgl. Badura, 2000, S. 34 f.), die wiederum zu einer erhöhten Zufriedenheit mit dem Dienstleister (Arzt) führt. Das heißt, wird die Wahrscheinlichkeit der Zielerreichung individuell als hoch eingeschätzt, so wirkt dies als positiver Verstärker auf die Handlung. Auch resultieren aus der positiven Bewertung eine Verstärkung der Kundenbindung (Arzt-Patient), eine Weiterempfehlung (Goodwill) und eine Steigerung der Nachfrage der Dienstleistung.

Umgedreht kann ein Versagen der Dienstleistung zu einem Vertrauensverlust beim Patienten führen. Die Beziehungsatmosphäre kann mit den Variablen Vertrauen, Commitment und Zufriedenheit gemessen werden.

2.3 Potenzial des Marketings in der Compliance-Optimierung

Betrachtet man bspw. den Erfolg des Unternehmens Apple, so grenzt sich diese Firma neben innovativen Produktideen insbesondere durch eine starke Kundenorientierung und die innovative Anwendung von Marketingmethoden gegenüber anderen Unternehmen ab. Das Marketing des Unternehmens fokussiert nicht nur auf die funktionellen Features der Produkte, sondern hebt auch das Design, also die Einfachheit und Schlichtheit in den Vordergrund: „Die Welt ist verrückt nach Apple. Der Konzern vermarktet seine Produkte nicht als Gebrauchsgegenstände, sondern als lebensnotwendige Trend-Artikel: sinnlich, schön, begehrenswert.“ (Klinke, 2011)

Damit wird der Stil zu einem wichtigen Verkaufsargument. Marketing zielt hier auf den Lifestyle der Kunden ab, der eine Art Ziel- und Wertorientiertheit ausdrückt.

Die Erfolgsgeschichte von Apple zeigt einmal mehr, dass es nicht ausreichend ist, den Marketingbegriff mit „Werbung und Verkaufen eines Produkts mit funktionellem Nutzen“ zu umschreiben.

Das **zentrale Element des erfolgreichen Marketings ist ein Konzept (Marketingkonzept)** zur Ermittlung und Befriedigung der oftmals sehr vielfältigen Kundenwünsche

- unter Berücksichtigung der Aktivitäten der Konkurrenten, also der Berücksichtigung des Marktes in all seinen Facetten sowie den zu erwartenden Entwicklungen und

- einer daraus resultierenden Positionierung und Umsetzung durch geeignete Strategien und Maßnahmen (Instrumente) sowie
- präziser Erfolgs- und Maßnahmenkontrolle sowie Berücksichtigung erkannter Änderungsbedarfe.

Marketing definiert eine Grundeinstellung, eine Philosophie, eine Kultur, nämlich eine positive und uneingeschränkte Hinwendung zum Kunden (vgl. im Folgenden auch Heister, 2012, S. 181 f.).

Marketing meint die „in ihrer Aussage einfache, in ihrer radikalen Durchsetzung so schwierige Umkehr der Betrachtung aller Probleme, anstatt aus eigener Sicht aus der des Kunden unter Berücksichtigung der Konkurrenten, d. h. aus der Sicht des Marktes, für den das Angebot gilt, und nicht aus der Sicht der Firmen, die es gestalten.“ (Sabel, 1988, S. 203) Dies bedeutet plakativ in Anlehnung an Sabel (1996):

- Denke im Kopf der Kunden!
- Fühle im Herzen der Kunden!
- Träume in der Seele der Kunden!

Ein Marketingkonzept ist ein umfassender gedanklicher Entwurf, der auf der Basis von Vision, Leitbild und Oberzielen der Unternehmung unter Berücksichtigung der Situationsanalyse und der Prognosen die gegenwärtig und zukünftig relevanten Strategien, Ziele und die Planung der Marketinginstrumente enthält:

1) Vision, Leitbild, Oberziele
2) Situationsanalyse, Prognose (Kunden, Konkurrenten, die eigene Einrichtung/das eigene Unternehmen, Trends)
3) strategische Marketingziele
4) Strategien (insbesondere in Bezug auf Kunden, Konkurrenten, Absatzmittler, Anspruchsgruppen)
5) operative Marketingziele

6) Marketinginstrumente (Produkte/Dienstleistungen, Entgelte, Kommunikation, Distribution, Personal)
7) Kontrolle (Erfolgskontrolle, Maßnahmenkontrolle)

Dabei kommt es insbesondere darauf an, einen roten Faden innerhalb des Konzepts stets vollständig zu beachten und kontinuierlich im Auge zu behalten.

2.3.1 Das Marketingkonzept als Grundlage

Sowohl die Unterstützung bei der Prävention als auch die Stärkung der Compliance von Patienten bzw. Kunden wird hier als Dienstleistung verstanden und kann erfolgreich durch Marketing unterstützt werden. Dabei wird hier keinesfalls die isolierte und punktuelle Durchführung einzelner Maßnahmen angestrebt, sondern die Empfehlung ausgesprochen, ggf. breit und tief angelegte Engagements als vollständige Marketingkonzepte in dem zuvor aufgezeigten Sinne zu planen und umzusetzen.

Den Autoren ist bewusst, dass dies in nur sehr wenigen Fällen bisher tatsächlich befolgt wird.

So wird bspw. seit 2008 die „AKTION Saubere Hände" als nationale Kampagne zur Verbesserung der Compliance der Händedesinfektion in deutschen Gesundheitseinrichtungen durchgeführt. Die Kampagne basiert auf der 2005 gestarteten WHO-Kampagne „Clean Care is Safer Care". Die Kampagne richtete sich zunächst an Krankenhäuser und später auch an Alten- und Pflegeheime sowie den ambulanten Bereich (vgl. http://www.aktion-sauberehaende.de/ash/, 24.09.2014). Hinter der Kampagne sind zahlreiche Elemente eines Marketingkonzepts zu erkennen.

Die Verfasser sind aber überzeugt, dass der Prävention und Compliance u. a. angesichts des wachsenden Kostendrucks in der Gesundheitswirtschaft in den kommenden Jahren eine breitere Aufmerksamkeit eingeräumt werden muss.

Eine **marketingorientierte Ausarbeitung eines Compliance-Konzepts** ist dann wie folgt zu treffen und im Konkreten ggf. zu individualisieren und personalisieren:

1) Vision, Leitbild und Oberziele in Bezug auf die Compliance der Patienten
2) Situationsanalyse, Prognose (Patienten, Gesundheitsunternehmen, die eigene Praxis/das eigene Unternehmen, Trends)
3) strategische Marketingziele
4) Strategien (insbesondere in Bezug auf Patienten, andere Gesundheitsunternehmen, Absatzmittler, Anspruchsgruppen)
5) operative Marketingziele
6) Marketinginstrumente (Leistungen, Entgelte, Kommunikation, Verfügbarkeit, Personal)
7) Kontrolle (Erfolgskontrolle, Maßnahmenkontrolle)

Die einzelnen Schritte werden nachfolgend kurz erläutert. In den weiteren Kapiteln werden dann zwei Schwerpunkte in Bezug auf Marketingstrategien und Marketinginstrumente gesetzt.

An dieser Stelle sei noch einmal sehr deutlich darauf hingewiesen, dass sich die meisten der nachfolgenden Erläuterungen auf die externen Kunden beziehen. Aber auch die Compliance-Orientierung der internen Kunden, also der Mitarbeiter, ist in den Blick zu nehmen.

Jedoch kann diesbzgl. festgehalten werden, dass das Vorgehen bei der marketingorientierten Compliance-Konzeption der internen Kunden mit dem Vorgehen bei den externen Kunden nahezu identisch ist. Insofern werden nachfolgend auch Beispiele genutzt und Anmerkungen gemacht, die sich in der Compliance-Orientierung der internen Kunden, also der Mitarbeiter, verankert.

2.3.2 Vision, Leitbild und Oberziele in Bezug auf die Compliance

Vision, Leitbild und Oberziele sind im Rahmen complianceorientierter Konzepte als wichtige Voraussetzung zu verstehen:

Elemente des marketingorientierten Compliance-Konzepts	
Rahmenbedingungen	**Erläuterungen**
Vision	Richtungsweisende Bilder der Zukunft, konkrete Beschreibungen dessen, wie die langfristige Entwicklung der Compliance der Patienten aussehen soll.
Leitbild	Leitbilder sind Aussagen über einen wünschenswerten Sollzustand, konkret dazu, welche complianten Verhaltensweisen der Patienten basierend auf welchen Grundsätzen erreicht werden sollen.
Oberziele	Oberziele konkretisieren Vision und Leitbild mittels Zielinhalt, Zielausmaß und Zielzeitbezug. Ziele sollten realistisch, d. h. mit den zur Verfügung stehenden Mitteln im geplanten Zeitraum erreichbar sein.

Tabelle 2.1: Rahmenbedingungen als Elemente einer marketingorientierten Compliance-Konzeption

Durch Vision, Leitbild und Oberziele wird die **Compliance-Orientierung** zu einem **Teil der Unternehmenskultur**. Das ist eine gute Grundlage dafür, dass eine Compliance-Orientierung kurzfristig gelebte Wirklichkeit wird.

Visionen sind richtungsweisende Bilder für die Zukunft, d. h. Beschreibungen dessen, was am Ende einer langfristigen Entwicklung des Unternehmens/der Organisation stehen soll. Es handelt sich also um ein noch nicht erreichtes, in der Ferne liegendes Ziel, das fast utopisch ist. Visionen sind wie die Sterne am Firmament. Sie können nicht erreicht werden, aber sie weisen immer den richtigen Weg.

Der Begriff „Vision" lässt sich aus dem Lateinischen ableiten: videre bedeutet sehen.

Die **Vision** einer Arztpraxis könnte es bspw. sein, dass ihre Patienten „ein komplexes Behandlungsregime aktiv, eigenmotiviert und eigenverantwortlich über einen längeren Zeitraum (Monate, Jahre, lebenslang)" (Meyer-Lutterloh, 2009, S. 39) durchführen. Dazu ist es aber ebenso visionär notwendig, dass die Einrichtung alles dafür tut, die Mitwirkung der Patienten zu unterstützen.

Leitbilder sind Aussagen über einen wünschenswerten Sollzustand im Unternehmen. Leitbilder enthalten Aussagen zur angestrebten Identität des Unternehmens (Corporate Identity), die mit der Erreichung der richtungsweisenden Vorstellungen (Visionen) verbunden sind. Leitbilder sind mehr als nur ein Motto, eine plakative Formulierung oder eine Aussage.

Leitbilder beschreiben einen Sollzustand und fordern dazu auf, diesen zu erreichen. Leitbilder enthalten bspw. Aussagen zu den in Bezug auf Compliance relevanten Leistungen, dem Erscheinungsbild in der Öffentlichkeit, dem Verhalten nach innen und außen und der Kommunikation des Unternehmens.

Leitbilder sind zugleich wichtige und aktuelle Führungsinstrumente. Bei der Erarbeitung von Leitbildern ist zu beachten, dass der Weg dorthin mindestens so wichtig ist wie das Ergebnis!

In Bezug auf das **Leitbild** innerhalb eines marketingorientierten Compliance-Konzepts besteht die pragmatischste, aber sicher auch unbedingt notwendige Vorgehensweise darin, einen angemessenen Passus in das generelle Leitbild der Organisation einzubringen. So veröffentlicht bspw. das städtische Klinikum München den Passus: „Wir erwarten von der Patientin und von dem Patienten nach ihren/seinen Möglichkeiten Mitarbeit und Compliance" (http://www.klinikum-muenchen.de/kliniken-zentren/harlaching/fachbereiche-kh/physikalische-medizin/leistungen3/leitbild/, 25.09.2014).

Sicherlich nur im Ausnahmefall wird ein ganz eigenständiges Leitbild für die Compliance entwickelt und publiziert werden.

Oberziele können qualitativ erfasst werden, sie sind aber sinnvollerweise auch immer quantitativ zu formulieren. Der nachfolgend formulierte Weg wäre als ein **Oberziel „Compliance"** zu verstehen: „Die Förderung der Unabhängigkeit, Selbstständigkeit und Compliance (Mitarbeit) der Patienten durch langjährige Begleitung und aktivierende, individuelle medizinische und pflegerische Betreuung, ausgerichtet auf die Erhaltung und Verbesserung der Lebensqualität und die Prävention (Vermeidung/Vorbeugung) von Komplikationen und Spätfolgen." (St. Johannis-Hospital Dortmund, o. J.)

Konkret könnte sich z. B. eine Arztpraxis das Ziel setzen, dies bei 50 % der Patienten umzusetzen.

2.3.3 Situationsanalyse und Prognose

Ein Marketingkonzept kann unter den gesetzten Rahmenbedingungen von Vision, Leitbild und Oberzielen nur erfolgreich entwickelt werden, wenn eine ausreichende Situationsanalyse (Istanalyse, Erforschung relevanter Aspekte) durchgeführt wird, aus der ggf. eine Prognose der weiteren Entwicklung abgeleitet wird.

Unter einer Situationsanalyse versteht man hier im Zusammenhang mit einem marketingorientierten Compliance-Konzept die systematische, mit wissenschaftlichen Methoden vorgenommene Erforschung der relevanten Aspekte z. B. bei Kunden bzw. Mitarbeitern.

Ziel der Situationsanalyse ist es, die Chancen und Risiken am Markt und die Stärken und Schwächen der Einrichtung bzgl. der Compliance zu erforschen und in Beziehung zueinander zu setzen. Im Rahmen der Situationsanalyse und Prognose wird der Blick

- einerseits über die eigene Einrichtung, das eigene Unternehmen am Gesundheitsmarkt hinaus gerichtet und
- in die eigene Einrichtung, das eigene Unternehmen am Gesundheitsmarkt hinein.

Eine sehr gute Situationsanalyse und Prognose bilden eine exzellente Grundlage für eine Erfolg versprechende, marketingorientierte Compliance-Konzeption. Elemente einer geeigneten **Situationsanalyse** sind in Tabelle 2.2 dargestellt.

Zunächst ist also insbesondere zu ermitteln, wie

- einerseits in der Branche (z. B. Allgemeine Zahnmedizin) überhaupt compliantes Verhalten verbreitet etc. ist und
- wie andererseits im eigenen Unternehmen bzw. dem gesamten Umfeld Compliance vermittelt, verstanden und gelebt wird.

Es wird ersichtlich: Um das Ziel zu erringen, ein compliantes Verhalten möglichst vieler Klienten zu erreichen, ist es unerlässlich, entsprechendes Wissen zu den aufgeführten Punkten zu erhalten, um geeignete Strategien und Maßnahmen generieren zu können. Methodisch können sowohl die **Primärforschung** als auch die **Sekundärforschung** genutzt werden.

Elemente des marketingorientierten Compliance-Konzepts	
Situationsanalyse	**Erläuterungen**
Compliance-Ausrichtung im Unternehmen und in der Gesellschaft	Struktur der Compliance-Bewegung, Volumen der in Bezug auf Compliance aktivierten Klientinnen und Klienten, Entwicklung der Compliance-Orientierung, Einstellung der Mitarbeiter, Wachstum der Compliance-Ausrichtung ...
Compliance-Ausrichtung der Kunden	Merkmale der aktuellen und potenziellen Kunden in Bezug auf Compliance, Kundenbedürfnisse in Bezug auf Compliance, Nutzenerwartungen in Bezug auf Compliance, Kundenverhalten in Bezug auf Compliance, Kundenzufriedenheit in Bezug auf Compliance, Image des Unternehmens in Bezug auf Compliance aus der Sicht der Kunden ...
Complianceorientierte Aktivitäten der Wettbewerber	Auftreten am Markt in Bezug auf Compliance, Angebotsprogramm in Bezug auf Compliance, Wettbewerbsstärke in Bezug auf Compliance, Werbung in Bezug auf Compliance, Marketingaktivitäten der Vergangenheit in Bezug auf Compliance, geplante Marketingaktivitäten in Bezug auf Compliance, Höhe der Marketingbudgets in Bezug auf Compliance, complianceorientierte Programme ...
Stärken und Schwächen des eigenen Unternehmens in Bezug auf Compliance	Marktstellung in Bezug auf Compliance, Angebotsprogramm in Bezug auf Compliance, Ausrichtung Mitarbeiter in Bezug auf Compliance, Werbemaßnahmen in Bezug auf Compliance, Marketingaktivitäten in Bezug auf Compliance ...
Trends in Bezug auf Compliance, Einflüsse aus Umfeld/Umwelt	technische Einflüsse, gesellschaftliche Einflüsse, rechtliche Einflüsse, religiöse Einflüsse, kulturelle Einflüsse

Tabelle 2.2: Situationsanalyse als Element einer marketingorientierten Compliance-Konzeption

Die Sekundärforschung (Desk-Research) stützt sich auf bereits vorhandene Informationen, sog. Sekundärstatistiken, die in der Regel für einen anderen Zweck (z. B. Untersuchungen im Rahmen eines öffentlich geförderten Forschungsprojektes zum Thema Compliance) oder wegen eines allgemeinen Interesses (z. B. Veröffentlichung eines Pharmaunternehmens, deren neues Medikament besonders auf eine hohe Compliance der Patienten angewiesen ist) zusammengetragen worden sind. Quellen der Sekundärmarktforschung sind neben den außerbetrieblichen (z. B. Fachliteratur und Fachzeitschriften, Umfragen der Meinungsforschungsinstitute, Informationen im Internet) auch innerbetriebliche (z. B. Einschätzungen und Dokumentationen des nicht medizinischen Personals). Ein Vorteil von Sekundärforschung liegt insbesondere darin, dass das Rad nicht immer wieder neu erfunden werden muss.

Informationen, die nicht aus Sekundärquellen (vorhandenen Daten) generiert werden können, werden im Rahmen der Primärforschung (Field-Research) mit eigens dafür konzipierten Erhebungen als sogenannte Primärstatistiken mittels Befragung, Beobachtung und Experiment gewonnen. Besondere Bedeutung erhält dabei häufig ein **Benchmarking**, also ein Vergleich mit den bzgl. der Compliance-Orientierung besten Unternehmen einer Branche.

Neben komplexen Informationen und Modellen können beim Thema Compliance ggf. auch einfache Kennzahlen herangezogen werden. Nachfolgend einige Beispiele:

- Absoluter Anteil complianter Patienten = Anzahl der Personen, die sich compliant verhalten bzw. eine bestimmte Stufe der untenstehenden Compliance-Skala erreicht haben.
- Compliance-Grad (in %) = Anzahl der Patienten, die sich compliant verhalten im Verhältnis zu der Gesamtzahl der Patienten mal 100 %. Zu unterscheiden sind z. B. Compliance-Grad in der Branche, Compliance-Grad im Unternehmen, Compliance-Grad in Sektoren des Unternehmens.
- Compliance-Potenzial = max. Anzahl der Personen, die z. B. in Bezug auf Compliance relevant sind.
- Wachstum der Compliance = (compliante Personen im Jahr – compliante Personen im Vorjahr) * 100 % / compliante Personen im Vorjahr
- Grad der Sättigung in Bezug auf Compliance = compliante Personen * 100 % / Compliance-Potenzial

Zu komplexeren Optionen der Messung der Compliance vergleiche weiter unten.

Nachfolgend zunächst ein einfaches intervallskaliertes Merkmal, dass jedoch mit wenigen Mitteln zu einem **Scoring-Modell (Nutzwertanalyse)** ausgebaut werden kann.

Die Einschätzung der Compliance erfolgt z. B. durch den betreuenden Mediziner auf der Basis einer intervallskalierten Skala mit den Merkmalsausprägungen:

- sehr gute Compliance
- gute Compliance
- durchschnittliche Compliance
- ausreichende Compliance
- mangelhafte Compliance

Die Merkmalsausprägungen sind wie folgt zu interpretieren:

Compliance-Grad	
Merkmalsausprägungen	**Erläuterungen**
Sehr gute Compliance	Die Bereitschaft zur Mitwirkung liegt weit über den Erwartungen.
Gute Compliance	Die Bereitschaft zur Mitwirkung liegt über den Erwartungen.
Befriedigende Compliance	Die Bereitschaft zur Mitwirkung entspricht den Erwartungen.
Ausreichende Compliance	Die Bereitschaft zur Mitwirkung liegt unter den Erwartungen.
Mangelhafte Compliance	Die Bereitschaft zur Mitwirkung liegt weit unter den Erwartungen.

Tabelle 2.3: Merkmalsausprägungen für Compliance

Die Merkmalsausprägungen können z. B. mit 1, 2, 3, 4, 5 kodiert werden. Die generell auf einer intervallskalierten Skala möglichen statistischen Auswertungen wie Mittelwert, Standardabweichung, Korrelation etc. können gefahren werden.

Auch in Bezug auf die Compliance empfiehlt es sich, die Ergebnisse der Situationsanalyse in einer SWOT-Analyse darzustellen. Hier erfolgt eine gewisse Abwandlung des Instrumentes, die nachfolgend erläutert ist.

Bei der **SWOT-Analyse** handelt es sich um eine Analysetechnik, die es ermöglicht, die Vielzahl der Komponenten einer Situationsanalyse zu strukturieren und zu systematisieren. Das Akronym „SWOT" ist die Abkürzung für „Strengths, Weaknesses, Opportunities and Threats", also für Stärken und Schwächen sowie Chancen und Risiken. Wie der Name der Analysemethode bereits sagt, geht es erstens um eine Abschätzung der eigenen Stärken und Schwächen des Unternehmens sowie zweitens der Chancen und Risiken, die nicht in der direkten Entscheidung des Unternehmens liegen.

Für den Bereich der marketingorientierten Compliance-Konzeption bedeutet das konkret:

- Während die Stärken und Schwächen beeinflussbar und steuerbar sind, handelt es sich bei den Chancen und Risiken um Ereignisse, die das Unternehmen selbst nicht beeinflussen kann, bei deren Bewältigung es aber behilflich sein kann, so wie der Gedanke der complianceorientierten Dienstleistung ja tatsächlich auch ausgerichtet ist.
- Stärken und Schwächen können z. B. besondere Konzepte, Fähigkeiten der Mitarbeitenden, besondere Erfahrungen sein.
- Chancen und Risiken können z. B. Hemmschwellen, negative Erfahrungen, Sprachbarrieren sein.

Ein allgemeiner Hinweis zur SWOT-Analyse: Bei der SWOT-Analyse empfiehlt es sich wie folgt vorzugehen. Das Instrument „lebt" von der Gegenüberstellung der Innen- und Außensicht. Aus diesem Grunde sollte bei der Auswertung häufig die Begrifflichkeit „trifft auf" verwendet werden. Beispiel: Die Stärke, die Mitarbeiter speziell geschult zu haben, trifft auf die Schwäche, dass diese sich nicht auf Englisch verständigen können, obwohl viele Patienten englischsprachig sind. Quasi ein Wink mit dem Zaunpfahl.

Es empfiehlt sich eine tabellarische Aufstellung, wie nachfolgend beispielhaft skizziert:

SWOT-Analyse	Chancen	Risiken
Stärken		
Schwächen		

Tabelle 2.4: SWOT-Analyse als Element einer marketingorientierten Compliance-Konzeption

2.3.4 Strategische Marketingziele

Bekanntermaßen gilt: Nur wer Ziele verfolgt, kann erkennen, ob er auf dem richtigen Weg ist. Abgeleitet aus den oben aufgeführten Oberzielen spielen hier strategische Ziele und später auch operative, instrumentelle Ziele eine wesentliche Rolle in marketingorientierten Compliance-Konzepten. Im Wesentlichen ist dabei zu beachten:

- Ziele müssen realistisch ausgewählt sein, also mit den zur Verfügung stehenden Ressourcen auch erreichbar sein.
- Ziele müssen operational ausgewählt sein, also klar verständlich und umsetzbar.
- Ziele müssen konsistent sind, sie dürfen sich also nicht widersprechen.
- Ziele sollten geordnet sein, also bestimmte Prioritäten darstellen, d. h. einer Zielhierarchie folgen.

Werden mehrere Ziele gesetzt, so stehen diese in einer **Zielbeziehung** zueinander, die es zu beachten gilt:

- komplementär = Zielerreichungen ergänzen sich gegenseitig.
- konfliktär = Die Steigerung der Zielerreichung bei Ziel 1 führt zu einer Verringerung der Zielerreichung von Ziel 2.
- antinomistisch = Die Ziele schließen sich gegenseitig aus.
- indifferent = Die Ziele stehen in keiner Zielbeziehung zueinander.

2.3.5 Strategien

Strategien im betriebswirtschaftlichen Sinne sind auf lange Frist gerichtete Verhaltenspläne zum Aufbau, zur Erhaltung und zum Ausbau von Erfolgspotenzialen.

Häufig erwachsen strategische Überlegungen aus der Erkenntnis, dass mit den bestehenden Mitteln angestrebte Erfolge nicht ausreichend realisiert werden können. Genutzt und entwickelt werden weitere strategische Erfolgspotenziale, es geht nicht nur um die Anpassung von Maßnahmen. Der Begriff Strategie bezeichnet somit den langfristigen Plan des eigenen Vorgehens, mit dem ein bestimmtes Ziel erreicht werden soll.

Demgegenüber versteht man unter „Taktik" das situationsgerechte Verhalten in der konkreten Situation, in direkter Übersetzung also die Kunst der Anordnung und Aufstellung. Die konkrete Realisierung wird dabei als Operation, Operatives oder Umsetzung bezeichnet.

Auch in marketingorientierten Compliance-Konzepten werden Strategien sinnvollerweise wie in der folgenden Tabelle 2.5 dargestellt unterschieden. Insbesondere die Begriffe „Anspruchsgruppen" und „Absatzmittler" bedürfen näherer Erläuterung.

Die **Anspruchsgruppen (Stakeholder)** von Unternehmen sind Organisationen oder Personen, die einen Anspruch gegenüber der Einrichtung haben, also z. B. Familienangehörige, Krankenkassen oder die Öffentlichkeit.

Elemente des marketingorientierten Compliance-Konzepts	
Strategien	**Erläuterungen**
Kunden	Wie kann die Compliance-Orientierung in den Bereichen, in denen sie bereits ausgeführt wird, gesteigert werden?
	Auf welche Bereiche kann die Compliance-Orientierung ausgeweitet werden?
	Mit welchen weitergehenden oder neuen Methoden kann die Compliance-Orientierung verstärkt/gesteigert werden?
	Wie kann das Image im Rahmen der Compliance-Konzepte verbessert werden?
	Können die complianceorientierten Marketingkonzepte (noch stärker) als Marke lanciert werden?
	Welche Innovationen können hier eingeführt werden? Wie können langfristig Qualität und Service bezüglich der Compliance-Unterstützung verbessert werden?
	Welche Segmente sind im Rahmen der Compliance zu unterscheiden?
	Können die Compliance-Dienstleistungen als regionale, überregionale, nationale, multinationale, internationale oder gar global Konzepte ausgebaut werden (Stichwort Gesundheitstourismus)?
Wettbewerber	Ist eine Kooperation mit Wettbewerbern möglich und sinnvoll?
	Welche complianceorientierten Alleinstellungsmerkmale lassen sich gegenüber Wettbewerbern forcieren?
Anspruchsgruppen	Wie wird mit konkreten Anspruchsgruppen umgegangen?
Absatzmittler	Wie wird die Zusammenarbeit mit Absatzmittlern gestaltet?
Mitarbeitende	Welche Strategien werden in Bezug auf Mitarbeiter gefahren?

Tabelle 2.5: Strategien als Elemente einer marketingorientierten Compliance-Konzeption

Die verschiedenen Anspruchsgruppen verfolgen unterschiedliche Ziele, im Folgenden beispielhaft dargestellt:

- Familienangehörige: Familienangehörige sind oft unmittelbarer mit mangelnder Compliance und deren Folgen konfrontiert. Sie wünschen sich hier bessere Unterstützung seitens des ärztlichen Personals.
- Krankenkassen: Die Krankenkassen profitieren durch sinkende Gesundheitskosten direkt von der Compliance der Patienten. Sie erwarten, dass sich Einrichtungen des Gesundheitswesens konsequent dem Thema Compliance widmen.
- Öffentlichkeit: Gleiches gilt für die Öffentlichkeit, also z. B. Politiker, Gremien.

Als **Absatzmittler** werden im Allgemeinen Unternehmen, die in der Absatzkette vom Hersteller zum Endkunden tätig sind, bezeichnet. Typischerweise erlangen sie Eigentum an der Ware zum Zweck der weiteren Veräußerung. Typische Absatzmittler sind Einzel- und Großhändler. Absatzmittler werden auch als Intermediäre bezeichnet. Im Gegensatz dazu werden als Absatzhelfer z. B. die Handelsvertreter, Kommissionäre oder Spediteure bezeichnet, die kein Eigentum an der Ware erwerben.

Hier soll jedoch der Begriff der Absatzmittler erweitert werden. Hinzugezählt werden alle rechtlich/wirtschaftlich vom Hersteller/Dienstleister unabhängigen Unternehmen/Personen, die wesentlich zur Therapietreue beitragen können, also z. B. auch Vermittlungsstellen aller Art. Solche Stufen können sein:

- Apotheken
- Ernährungsberater
- Beratungsstellen
- Krankenkassen etc.

Relevante Strategien marketingorientierter Compliance-Konzepte werden weiter unten konkret erläutert, insbesondere:

1) **Strategie der Segmentierung:** Unter Segmentierung wird hier die Aufteilung einer heterogenen Gruppe nach bestimmten Merkmalen in

intern homogene und untereinander heterogene Gruppen (Segmente, Zielgruppen, Cluster) verstanden. Die so resultierenden Gruppen werden mit Maßnahmen differenziert bearbeitet. Das Gegenstück zur Segmentierung stellt die undifferenzierte Bearbeitung dar. Ein einfaches Bespiel: Die Patienten einer Praxis können nach dem Grad der Compliance-Orientierung segmentiert werden.

2) **Strategie der Vernetzung der stationären und ambulanten Bereiche:** Eine immer wieder mit Nachdruck geforderte Strategie lautet: Der ambulante und stationäre Bereich sollten stärker vernetzt werden. In dieser Strategie liegen große Chancen für die Steigerung der Compliance.
3) **Strategie der Nachhaltigkeit:** Eine marketingorientierte Compliance-Konzeption gelingt sicher nicht erfolgreich mit nur punktuellen Maßnahmen, sondern dauernd und einschneidend nur mit der entsprechenden Ausrichtung auf Permanenz etc.
4) **Strategie des Diversity-Managements:** Ein erfolgreiches Compliance-Konzept berücksichtigt auf lange Sicht die Vielfalt der Personen, seien es Kunden, Mitarbeitende etc. Die Verschiedenheit der Beschäftigten wird dazu beitragen, Compliance-Konzepte erfolgreich umzusetzen und zu nutzen.
5) **Strategie der Markenführung:** Eine Einrichtung, die compliance-orientiert individuellen Nutzen z. B. bei den Klienten optimiert, sollte dieses USP (Unique Selling Proposition) auch entsprechend mit einer passenden Markenstrategie hervorheben.
6) **Strategie des Neuromarketings:** Compliance – das Phänomen geht zweifelsfrei durch den Kopf. Eine wichtige Strategie besteht also darin, die Erkenntnisse der Neurowissenschaften zu nutzen und sogar dazu beizutragen, dass neue Erkenntnisse generiert werden.

Die Bewertung von Strategiealternativen wird mit der Methode der Nutzwertanalyse durchgeführt. Zwar gelingt auch damit keine objektive Einschätzung, aber immerhin eine, die intersubjektiv vergleichbar ist. Die Nutzwertanalyse wird angewendet, um die Entscheidung zwischen (schwer) bewertbaren Alternativen (z. B. Strategien) zu vereinfachen. Sie unterstützt die Entscheidung zwischen verschiedenen Auswahlalternativen.

Die Methode ist besonders gut einsetzbar, wenn Kriterien zur Entscheidungsfindung genutzt werden, die nicht in Geldwerten oder Zahlen darstellbar sind. Die Methode versucht dabei nichtquantitative, also qualitative Größen durch Umwandlung in quantitative Größen vergleichbar zu machen. Die Methode wird auch als „Scoring-Modell" (Punktebewertungsverfahren) bezeichnet. Nachfolgend wird der Ablauf der Nutzwertanalyse am Beispiel unterschiedlicher Strategien erläutert. Zur Auswahl stehen drei Strategiealternativen, aber welche ist die erfolgversprechendste?

Im Rahmen der Nutzwertanalyse wird sich zunächst einer Skala bedient, also einer geeigneten Messvorschrift. Diese Messvorschrift bezieht sich auf ein Merkmal, hier konkret auf die bzgl. der Strategie bei uns vorliegenden Erfahrungen. Die hier im Beispiel gewählte Messvorschrift sieht wie folgt aus.

- Einen Punkt vergeben wir, wenn quasi keine Erfahrung in Bezug auf die zu bewertende Strategie vorliegt. Die vorliegende Erfahrung liegt mit anderen Worten weit unter den Erwartungen.
- Zwei Punkte vergeben wir, wenn nur wenig Erfahrung vorliegt. Die vorliegende Erfahrung liegt mit anderen Worten unter den Erwartungen.
- Drei Punkte vergeben wir, wenn durchschnittliche Erfahrung vorliegt. Die vorliegende Erfahrung genügt mit anderen Worten den Erwartungen.

Drei Punkte stellen also die Mitte unserer Skala dar.

- Vier Punkte vergeben wir, wenn Erfahrungen überwiegend vorhanden sind. Die vorliegenden Erfahrungen liegen mit anderen Worten über den Erwartungen.
- Fünf Punkte vergeben wir, wenn die Erfahrungen weit überwiegen. Die vorliegenden Erfahrungen liegen mit anderen Worten weit über den Erwartungen.

Als Kriterien zur Auswahl einer geeigneten Strategie im Rahmen eines Compliance-Konzepts können z. B. genutzt werden:

- vorliegende Erfahrungen
- Kosten
- Personalintensität
- Erfolgswahrscheinlichkeit
- Machbarkeit

Die Kriterien werden zusätzlich wie folgt gewichtet. In der folgenden Tabelle 2.6 ist ein konkretes Beispiel aufgeführt:

Scoring Modell	Gew.	Complianceorientierte Strategie Strategiealternativen									
		Strategie 1		Strategie 2		Strategie 3		Strategie 4		Strategie 5	
Kriterien											
Vorliegende Erfahrungen	**3**	1	3	5	15	1	3	3	9	3	9
Kosten	**3**	2	6	5	15	2	6	1	3	3	9
Personalintensität	**1**	3	3	3	3	3	3	2	2	2	2
Erfolgswahrscheinlichkeit	**1**	1	1	1	3	5	5	1	1	4	4
Machbarkeit	**2**	2	4	1	3	5	10	4	8	3	6
			17		**39**		**27**		**23**		**30**
				Maximum =				**39**			

Punktzahl: 1 (= min. Punktzahl) bis 5 (= max. Punktzahl)
Gew. = Gewicht für das Kriterium

Tabelle 2.6: Nutzwertanalyse

Im Rahmen der am besten geeigneten Methode sind abstrakt folgende **Schritte** zu durchlaufen:

- Schritt 1: Bestimmung der Zielkriterien: Zur Durchführung der Nutzwertanalyse sind die entscheidungsrelevanten Kriterien zu bestimmen.
- Schritt 2: Gewichtung der Zielkriterien: Zur Beschreibung des Wertesystems des Entscheidungsträgers sind für alle Zielkriterien Gewichte festzulegen, die die relative Bedeutung der Ziele angeben.
- Schritt 3: Ermittlung der Zielerträge: Je Alternative wird die Ausprägung der Zielerfüllung eines jeden Zielkriteriums durch Zuweisung eines Punktewertes (Zielerfüllungsgrad) bestimmt. Dabei werden hier bspw. die Punkte verwendet: 1 = sehr schlecht; 2 = schlecht; 3 = mittel; 4 = gut; 5 = sehr gut. Diese Skala wird auf die einzelnen Zielkriterien angewendet.

- Schritt 4: Berechnung der (gewichteten) Teilnutzwerte: Die Berechnung erfolgt durch die Multiplikation der Zielerträge mit den Gewichten der einzelnen Zielkriterien.
- Schritt 5: Nutzwertsynthese und Entscheidung: Der Gesamtnutzwert einer Alternative ergibt sich aus der Addition der (gewichteten) Teilnutzwerte. Die Entscheidung erfolgt – je nach Skala – für diejenige Alternative mit dem höchsten (niedrigsten) Gesamtpunkten.

Wichtiger Hinweis: Bitte achten Sie bei der Entscheidung darauf, dass die Gesamtnutzwerte der Alternativen angemessen weit auseinander liegen. Damit ist gemeint, dass eine Entscheidung nicht anzuraten ist, wenn die Werte sehr nahe beieinander liegen. In diesem Fall sind weitere Überlegungen notwendig. Es können z. B. andere oder mehr Kriterien hinzugezogen werden. Die Gewichtung kann überprüft werden etc.

Mittels Nutzwertanalyse wird eine intersubjektive Vergleichbarkeit bzw. intersubjektive Nachvollziehbarkeit bei der Entscheidung erreicht. Damit wird die Transparenz der Entscheidung wesentlich gesteigert. Entscheiderin A kann nämlich anhand der Kriterien nachprüfen, welche Aspekte Entscheider B zu einer Entscheidung veranlasst haben.

In Teams spielt auch die Diskussion der verwendeten Kriterien und Gewichte eine bedeutende Rolle. Dieses Vorgehen führt manchmal bereits frühzeitig zu wesentlichen Erkenntnissen und Veränderungen:

- Sie macht Vorgehensweisen transparenter und schafft bei allen Beteiligten ein höheres Verständnis.
- Die unterschiedlichen Ziele, Sichtweisen und Interessen der Beteiligten werden sichtbar und verhandelbar.
- Schwachstellen können besser erkannt und umgehend beseitigt werden.
- Der interne Informationsfluss wird verbessert.
- Die Teamarbeit bei der Analyse fördert bei den Beteiligten die Bereitschaft und Veränderungsfähigkeit.
- Eine Kultur regelmäßiger Reflexion (kontinuierlicher Verbesserung) entsteht.

Selbstverständlich kann diese Methode nicht nur zur Auswahl von Strategien sondern auch zur Auswahl von Zielen, zur Entscheidung über Instrumente, zur Auswahl eines geeigneten Dienstleisters, der im Bereich Compliance unterstützt, und für viele andere Gelegenheiten genutzt werden.

2.3.6 Operative Marketingziele

Die operativen Ziele dienen dazu, die strategischen Optionen zeitlich auf umsetzbare Einheiten herunterzubrechen. So wird bspw. in einem konkreten Jahr festgelegt, welche Schritte bzgl. welcher Strategien zu gehen sind.

Elemente des marketingorientierten Compliance-Konzepts	
Operative Ziele	**Erläuterungen**
Ziel 1	Erhöhung des Anteils complianter Männer um 10 %
Ziel 2	Erstellung und Verteilung differenzierter, genderorientierter Broschüren
Ziel 3	Steigerung der Maßnahmen für ältere Paare zur gemeinsamen Unterstützung eines complianten Verhaltens

Tabelle 2.7: Operative Ziele als Elemente einer marketingorientierten Compliance-Konzeption

2.3.7 Marketinginstrumente

Mittels der Marketinginstrumente (Marketing-Mix) versucht das Unternehmen, die gesetzten Ziele zu erreichen.

Unter den Instrumenten des Marketing-Managements (auch Marketing-Mix genannt) versteht man die konkrete Festlegung der im Rahmen des operativen Marketings eingesetzten Instrumente. Zu den Instrumenten des Marketing-Mix gehören wie nachfolgend dargestellt:

- Leistungen
- Hemmschwellen/Gegenleistungen/Entgelte
- Kommunikation/Werbung
- Distribution
- Personal

Elemente des marketingorientierten Compliance-Konzepts	
Marketinginstrumente	**Erläuterungen**
Leistungen	Gestaltung der Leistungen in Bezug auf Compliance
Hemmschwellen/ Gegenleistungen/Entgelte	ggf. Festlegung von Konditionen; auf jeden Fall: Berücksichtigung von Hemmschwellen
Kommunikation	Gestaltung der Kommunikationsbotschaft, der Kanäle etc.
Distribution	Festlegung, wie die Leistungen zu den Klienten kommen
Personal	Optimierung der durch das Personal geleisteten Unterstützung

Tabelle 2.8: Marketinginstrumente als Elemente einer marketingorientierten Compliance-Konzeption

Die für ein Compliance-Konzept relevanten Aspekte werden hier kurz mit passenden Fragestellungen beispielhaft erläutert:

Leistungen: Wie müssen die Leistungen zur Erhöhung der Compliance bei den Patienten konzipiert sein? Mit welcher Qualität müssen sie erbracht werden? Wie können neue Leistungen entwickelt werden? Welche Leistungen müssen durch neue ersetzt oder ergänzt werden?

Hemmschwellen/Gegenleistungen/Entgelte: Welche Hemmschwellen bestehen und müssen ggf. beseitigt werden? Welche Anreize können geschaffen werden? Welche Leistungen können unentgeltlich erbracht werden? Welche Entgelte sind ggf. für complianceorientierte Zusatzleistungen zu zahlen?

Kommunikation: Wie können die Klienten auf die Compliance-Leistungen aufmerksam gemacht werden? Wie können der Nutzen/die Vorteile optimal verdeutlicht werden? Wie können Menschen zum Mitmachen überzeugt werden? Wie können Klienten durch Kommunikation stärker gebunden werden?

Distribution: Wie kommen die Compliance-Leistungen möglichst einfach, schnell und kostengünstig zu den Klienten? Welche Absatzmittler können genutzt werden?

Personal: Wie kann die Serviceorientierung des Personals gesteigert werden? Wie kann die Pünktlichkeit verbessert werden?

Als **konkrete Maßnahmen** werden weiter unten speziell behandelt:

- Kommunikation: Kommunikation ist in jedweder Hinsicht sicher das wichtigste Marketinginstrument.
- spezielle Leistungen
- spezielle Therapien
- Telemonitoring
- Bonusprogramme
- Compliance-Management

2.3.8 Kontrolle (Erfolgskontrolle, Maßnahmenkontrolle)

Die Kontrolle (Audit) des Marketingkonzepts gliedert sich in die **Maßnahmenkontrolle** und die **Erfolgskontrolle**.

Im Rahmen der Erfolgskontrolle wird überprüft, ob die gesetzten Ziele erreicht wurden.

Im Rahmen der Maßnahmenkontrolle wird überprüft, ob die eingesetzten Maßnahmen verbessert werden können.

2.3.9 Kundenbindung

Ein spezieller Aspekt der marketingorientierten Compliance ist die Kundenbindung. Darunter ist das Bestreben z. B. einer Praxis zu verstehen, die Kunden an sich zu binden. Die Zielsetzung der Kundenbindung ist es, die Compliance der Patienten zu steigern.

Für eine effektive und effiziente Kundenbindung sind seitens des Kunden kognitive (z. B. Wissen), affektive (z. B. Gefühle) und konative (z. B. Verhaltensabsichten) Elemente essenziell (vgl. Dullinger, 2011, S. 31). Dieser Hintergrund wurde in der Erstellung der Abbildung 2.3 (Compliance – eine prozessuale Handlung) berücksichtigt.

Eine weitere wichtige Variable im Kontext der Kundenbindung ist das Vertrauen. Das heißt, es muss Vertrauen in die zukünftige Leistungsfähigkeit des Anbieters vorhanden sein (vgl. Bouncken, 2000, S. 3 ff.).

Auf Grundlage der hier gemachten Aussagen zeigen sich Parallelen zwischen Kundenbindung und Compliance.

Bei beiden Begriffen steht das Verhalten des Kunden (Patienten) im Fokus der Betrachtung. Die Basis beider Begriffe liegt in der freiwilligen Kooperationsbereitschaft der Kunden bzw. Patienten, die sich auch außerhalb der Kontrolle des Dienstleisters zeigt.

Fassen wir die gemachten Aussagen zusammen: Der Fokus des Marketingmanagements liegt auf einer Beziehungsorientierung mit dem Ziel, langfristige Kundenbeziehungen aufzubauen und zu pflegen. Dies gelingt durch eine systematische Gewinnung von Informationen über den Konsumenten. Hieraus lassen sich konkrete Maßnahmen zur Kundenansprache ableiten bzw. die Qualität der Leistungen auf die Bedürfnisse, Erwartungen und Ansprüche der Kunden ausrichten (vgl. Gelbrich et al., 2008; Mai et al., 2012, S. 8).

Es sei an dieser Stelle ein Zitat von Peter Drucker angefügt, dass die Intention des Marketings nochmals sehr prägnant formuliert: „Das eigentliche Ziel von Marketing ist es, das Verkaufen überflüssig zu machen. Das Ziel lautet, den Kunden und seine Bedürfnisse derart gut zu verstehen, dass das daraus entwickelte Produkt genau passt und sich daher von selbst verkauft.“ (Kotler et al., 2011, S. 39)

Die hier dargelegten Prinzipien des Konsumgütermarketings lassen sich auf den Gesundheitsbereich und die damit verbundenen Austauschbeziehungen (Arzt-Patienten-Beziehung) übertragen (vgl. Hofmann/Müller, 2010, S. 9 f.).

Spricht man von Marketing im Gesundheitsbereich, so wird heute der Begriff Gesundheitsmarketing verwendet. Gesundheitsmarketing gewinnt durch den verstärkten Einfluss marktwirtschaftlicher Elemente mit konsekutiv progressiver Entwicklung zu einer stärkeren Kundenorientierung stetig an Bedeutung. Gesundheitsmarketing ist folglich eine Konsequenz aus sich verändernden gesellschaftlichen Rahmenbedingungen hin zu einer modernen Dienstleistungs- und Wissensgesellschaft im Gesundheitsmarkt und des demografischen Wandels zu einer größeren Zahl älterer Bürger. Allgemein lässt sich der Begriff Gesundheitsmarketing definieren als Planung, Umsetzung/Koordination und Erfolgskontrolle von gesundheitsassoziierten Leistungen mit dem Ziel, die Qualität der Versorgung zu verbessern und auch den Absatz von medizinischen Leistungen zu steigern. Unter Beachtung der Einflussfaktoren kann Gesundheitsmarketing als Schnittmenge aus Marketing, Gesundheitspsychologie und Gesundheitsökonomie gesehen werden (vgl. Mai/Schwarz/Hoffmann, 2012, S. 10).

Um eine relevante Zielgruppe gezielt ansprechen zu können, müssen ausreichende Informationen über die Beweggründe gesundheitsbewussten Verhaltens bzw. Fehlverhaltens gesammelt werden. Damit liegt der Ausgangspunkt für das Marketing in den menschlichen Bedürfnissen und Wünschen begründet.

Hieraus lässt sich die Relevanz der Patientenorientierung für die Ausrichtung des Marketingansatzes erkennen. So liegt die Folgerung nahe, dass der Einsatz des Gesundheitsmarketings in der individualisierten Compliance-Optimierung vielversprechend erscheint, da analog zur Kaufentscheidung von Konsumenten die Compliance von Patienten von unterschiedlichen aktivierenden und kognitiven Prozessen bestimmt wird

Spricht man über Gesundheitsmarketing, so müssen aber auch die Gesetze des Marktes (u. a. die Dynamik des Marktes, Ressourcen, regulierende Maßnahmen des Staates) Beachtung finden. Auch gilt es zu erwähnen, dass wirtschaftliche Ziele und Interessen nicht zulasten der Gesundheit der Patienten gehen. Es lässt sich also ein Spannungsfeld von Solidarität und Wettbewerb in der Gesundheitswirtschaft aufzeigen. Als Ziel muss der Einklang zwischen Ökonomie und Humanität definiert werden.

Die dargestellte Ausgangslage lässt den Schluss zu, dass das Gesundheitsmarketing ein ideales Hilfsmittel darstellt für die Erstellung der complianceabhängigen Dienstleistung Prävention. Damit ist Marketing auch ein Gesundheitsmanagementprozess, der vom Gesundheitsdienstleister (z. B. Arzt) initiiert und durchgeführt wird.

Als Ziel wird die größtmögliche Nutzung der patientenbezogenen Ressourcen zur Erstellung der individualisierten complianceabhängigen Dienstleistung Prävention definiert (bzw. die Qualität des Inputs für die Leistungserstellung). Grundlage bildet das oben definierte Marketingkonzept, dessen Elemente wie aufgezeigt als roter Faden stringent zu durchlaufen sind.

Die Grundlage bilden Vision, Leitbild und Oberziele des Unternehmens/der Einrichtung in der Gesundheitsbranche. Aufbauend auf diesen Rahmenbedingungen wird eine Situationsanalyse durchgeführt, insbesondere um die Bedürfnisse der Klienten zu erfassen, aber auch die Aktivitäten anderer Einrichtungen und der Entwicklungen insgesamt.

Auf dieser Basis erfolgt eine Positionierung, die mittels individuell ausgewählter Strategien erreicht werden soll. Strategien sind aber langfristiger Natur, operative Ziele müssen daraus abgeleitet und mithilfe von Marketinginstrumenten umgesetzt werden. Das ganze System ist zielgesteuert und unterliegt der Ergebnis- und Maßnahmenkontrolle.

Nachfolgend werden Strategien (Kapitel 3) und Maßnahmen (Instrumente, Kapitel 4) als wesentliche Teile des Konzepts erläutert.

3 Strategische Aspekte eines marketingorientierten Compliance-Konzepts

Hier werden ausgewählte strategische Aspekte behandelt:

- Marktsegmentierung
- Patient-Relationship-Management (PRM)
- Vernetzung stationärer und ambulanter Patientenversorgung
- nachhaltiges Marketing
- Diversity-Management

3.1 Marktsegmentierung

Ausgangssituation: Wie in der Abbildung 2.3 zu sehen war, sind die Einflussfaktoren und damit die Bedürfnisse der Patienten vielfältig. Auch zeichnet sich zunehmend ein Bild eines hybriden Konsumverhaltens. Das heißt, die gleiche Person zeigt auf verschiedenen Märkten konträre Verhaltensweisen, sodass es eine einheitliche kunden- und marktbearbeitende Strategie nicht geben kann. Transformiert auf die Compliance bedeutet das, dass kein Erfolg zu erwarten ist, wenn das Behandlungsangebot nicht an die Wünsche, Bedürfnisse und Vorlieben der Patienten angepasst wird. Ziel ist also eine zielgruppenorientierte Vorgehensweise.

Marktsegmentierung meint die Aufteilung eines (heterogenen) Gesamtmarktes in intern homogene und gleichartige, aber untereinander heterogene, verschiedenartige Gruppen (Segmente, Zielgruppen, Cluster) und die Bearbeitung eines oder mehrerer dieser Segmente mit den Instrumenten des Marketing-Mix.

Das Gegenstück zur Segmentierung stellt die undifferenzierte Bearbeitung des gesamten Marktes oder eines Teils dar.

Die Strategie der Segmentierung ist eine wichtige Strategie, um marketingorientierte Compliance-Konzepte zum Erfolg zu führen. Zur Segmentierung und Beschreibung der Segmente können unterschiedliche **Kriterien** herangezogen werden, z. B.:

- soziodemografische Kriterien (Geschlecht, Alter, Familienstand, Haushaltsgröße, Beruf, Einkommen, Ausbildung, soziale Schicht etc.)
- geografische Kriterien (Stadt, Ortsteil, Wohngebiet etc.)
- psychografische Kriterien (Einstellungen, Motive, Lebensstile, Nutzenerwartungen, Meinungen, Präferenzen etc.)
- bis hin zu verhaltensorientierten Kriterien (Verwendungsverhalten, Auswahl von medizinischen Einrichtungen, denen vertraut wird etc.)

Im Rahmen der Segmentierungsstrategie gehen Anwender eher wie Scharfschützen vor. Sie treffen die Bedürfnisse der Klienten und Patienten präziser und erreichen tendenziell mehr Akzeptanz in Bezug auf complianceorientierte Maßnahmen.

Über mögliche Differenzierungen der Marketinginstrumente ergeben sich vielfältigere Möglichkeiten der Steuerung.

Im Extremfall gilt: Vor dem Hintergrund der deutlich divergierenden Ausgangsbedingungen der Kunden mit unterschiedlichen Einflussfaktoren, Wünschen und Bedürfnissen, ist der Gedanke naheliegend, dass formal jeder Kunde als Abnehmer einer Dienstleistung einen potenziell separaten Markt darstellt. Demnach resultiert hieraus die Konsequenz für den Gesundheitsdienstleister, ein auf den einzelnen Kunden abgestimmtes Marketingprogramm zu entwerfen (Individualmarketing oder One-to-One-Marketing).

Die Transformation in die Realität scheint vor dem Hintergrund des Nutzen-Kosten-Aufwands aber unrealistisch. Eine Alternative ist die Identifikation von Käufergruppen mit ähnlichen Interessen, Werten, Einstellungen, Meinungen, Persönlichkeits- und demografischen Merkmalen, die auf ein gruppenzentriertes Marketing ansprechen. Die Segmentierung stellt also einen geeigneten Lösungsweg dar.

Die Strategie der Differenzierung ist aber gegenüber der undifferenzierten Vorgehensweise grundsätzlich komplexer und kostenintensiver. Sie fordert einschlägiges Marketing-Know-how.

Die **Bandbreite der Marktsegmentierung** reicht somit vom Massenmarketing bis zum Mikromarketing. Die Abbildung 3.1 zeigt die Abstufung der Marktsegmentierung. Es zeigt sich eine Graduierung der Zielgruppenansprache von breit nach eng.

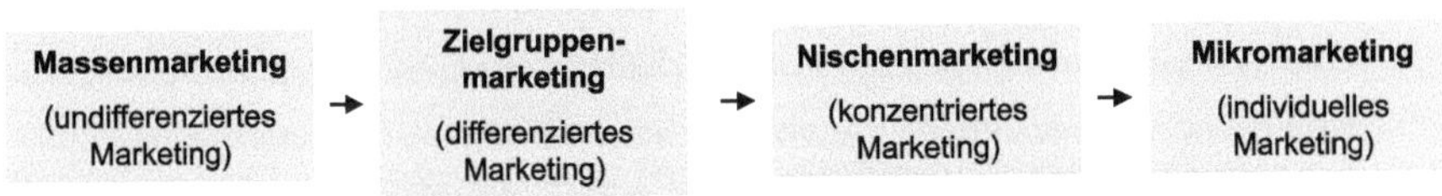

Abbildung 3.1: Graduierung der Segmentierung (vgl. Kotler et al., 2011, S. 456)

In der folgenden Tabelle 3.1 sind die Anforderungen dargelegt, die erfüllt sein müssen, damit die Segmentierung gelingen kann.

Verhaltensrelevanz	Das Konsumentenverhalten zwischen Angehörigen verschiedener Segmente sollte sich unterscheiden.
Ansprechbarkeit	Die Segmente müssen mithilfe von Marketingmaßnahmen erreichbar sein.
Trennschärfe	Die Segmente sollten deutlich voneinander abgrenzbar sein.
Messbarkeit	Die Segmentierungskriterien müssen messbar sein.
Zeitliche Stabilität	Die Segmentstruktur sollte zeitlich stabil sein.
Wirtschaftlichkeit	Die Erfassung sowie Ansprache der Segmente sollte mit wirtschaftlich vertretbarem Aufwand möglich sein.

Tabelle 3.1: Anforderungen an die Segmentierung (vgl. Homburg et al., 2009, S. 463)

Es ist hervorzuheben, dass gerade die Messbarkeit der Kriterien maßgeblich die Qualität der Segmentierung bestimmt (vgl. Soyez et al., 2012, S. 78).

Einfach zu erhebende Kriterien sind demografische, sozioökonomische und kaufverhaltensbezogene Merkmale. Die Zielgruppen werden u. a. vor dem Hintergrund der soziodemografischen Merkmale wie Alter, Geschlecht, Bildung, sozioökonomischer Status definiert.

Deutlich aufwendiger präsentiert sich die Einteilung nach psychografischen und sozialen Aspekten des Lebensstils und der Werthaltungen bzw. Einstellungen. Diese Einteilung drückt ganz besonders die Persönlichkeit eine Konsumenten aus und ist nicht nur in Bezug auf die konsumbezogenen Entscheidungen (vgl. Fraj, 2006, S. 133 ff.), sondern vermutlich auch in Bezug auf Compliance besonders relevant.

Das Ergebnis einer Segmentierungsanalyse ist z. B. eine Verbrauchertypologie. Vor diesem Hintergrund ist die Milieustudie der Heidelberger SINUS

Sociovision GmbH, die neben den geo- und demografischen, sozioökonomischen (Dimension soziale Lage) und verhaltensbezogenen Segmentierungsvariablen eine lebensweltliche Variable (Lebensstilforschung; Dimension Grundorientierung) enthält, zu erwähnen. Die sich ergebenden Gruppen werden als „Milieus" bezeichnet. Das heißt, es wird eine Verbrauchertypologie in Form von Milieus gebildet, die sich anhand der Dimensionen „Grundorientierung" und „soziale Lage" einordnen lassen. Spezifische Faktoren wie grundlegende Wertorientierung gehen ebenso in die Dimension Grundorientierung ein wie Alltagseinstellungen zu Arbeit, Familie, Freizeit, Geld und Konsum. Die soziale Lage wird unterteilt in untere Mittelschicht/Unterschicht, Mittelschicht und obere Mittelschicht bzw. Oberschicht. Der Dynamik der Entwicklung der deutschen Gesellschaft folgend stieg die Anzahl der Milieus von acht im Jahr 1980 auf zehn im Jahr 2010. Man unterscheidet demnach die Gruppen (vgl. Abb. 3.2): konservativ-etabliertes Milieu, liberal-intellektuelles Milieu, Milieu der Performer, expeditives Milieu, bürgerliche Mitte, adaptiv-pragmatisches Milieu, sozialökologisches Milieu, traditionelles Milieu, prekäres Milieu und hedonistisches Milieu.

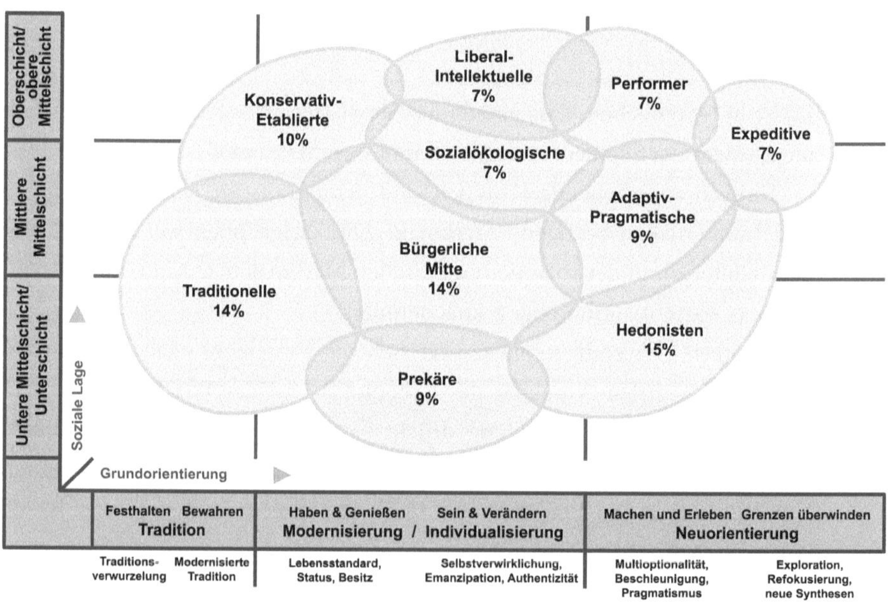

Abbildung 3.2: Sinus-Milieus 2014 (Sinus, 2014)

Die „Kartoffelgrafik“ ordnet die Milieus: von oben nach unten nach sozialer Lage in Form von Schichten. Grundlage sind hier Alter, Bildung, Beruf und Einkommen. Von links nach rechts wird nach der Grundorientierung geordnet, sie wird unterteilt in Tradition, Modernisierung/Individualisierung, Neuorientierung. Die Vorzüge und Stärken der Sinus-Milieus sind die Aktualität der Milieus und die universelle Einsetzbarkeit und hieraus resultierende Übertragbarkeit in die Praxis (vgl. Soyez et al., 2012, S. 79). Kontinuierliche Replikationsstudien gewährleisten eine dynamische Anpassung der Milieus. Daher ist es auch nicht verwunderlich, dass sie zu den etabliertesten deutschen Lebensstiltypologien zählen.

Es gilt festzuhalten: Die Grundidee der Sinus-Milieus ist, dass zielgruppengerechte Produktentwicklung, Marktpositionierung und Kommunikation nur möglich sind, wenn die Lebenswelt (soziale Lage) und der Lebensstil der Konsumenten mit einbezogen werden. Das heißt, die Sinus-Milieus orientieren sich u. a. an den Wünschen und Bedürfnissen der Menschen. Vor dem Kontext der beschriebenen Hintergründe stellt sich hier die Frage: **Lässt sich auch ein milieuspezifisches Verständnis von Gesundheit nachweisen?**

Dass Gesundheit und Krankheit neben genetischen Dispositionen und Unfällen auch eine Frage der sozialen Lage sind, ist zunehmend evident (vgl. Wippermann, 2009, S. 143; O'Toole et al., 2012, S. 363 ff.; Cai et al., 2013, S. 247 ff.). Sozialepidemiologische Daten belegen bei sozial und materiell schlechter Gestellten eine höhere Prävalenz insbesondere für die chronischen Erkrankungen KHK, Diabetes mellitus Typ 2, Atemwegserkrankungen und bestimmte Krebserkrankungen. So zeigen die Daten des telefonischen Gesundheitssurvey des Robert Koch-Instituts zu chronischen Krankheiten und ihren Bedingungen, dass im Jahr 2004 die Prävalenz von Typ 2 Diabetes mellitus in der Unterschicht um 3,3 % höher lag als in der Oberschicht. In Bezug auf die Anzahl der Herzinfarkte zeigten sich die Angehörigen in der Unterschicht um 3,8 % stärker betroffen als die Angehörigen höherer Schichten (vgl. Kohler/Ziese, 2004, S. 18 ff.).

Die Beispiele belegen das Vorhandensein von unterschiedlichen Prävalenzen, gerade in Bezug auf die chronischen Erkrankungen, in den einzelnen Milieus. Das zeigt, dass das Gesundheitsverständnis, die Wertschätzung und der Umgang mit der eigenen Gesundheit und damit die Nutzung von Präventionsangeboten milieuspezifisch differieren.

Auch scheint es unterschiedliche Grade an Dissimilation und Indolenz zu geben. Es zeigt sich eine Abhängigkeit der Milieuzugehörigkeit im Hinblick auf Informationsgewinnung, Arztkontakt und Einkauf von Gesundheitsprodukten. Die Tabelle 3.2 skizziert exemplarisch die relevanten Unterschiede des Gesundheitsverhaltens am Milieu der Performer, der Traditionellen und der Bürgerlichen Mitte.

Milieu	Einstellung zur Gesundheit
Performer: techno-kratisch-präventiver Lebensstil	▪ gesunder Körper Grundvoraussetzung zur Erreichung ihrer beruflichen und privaten Ziele (Erhalt der Leistungsfähigkeit) ▪ Prävention erfolgt in Form körperlicher Aktivität mit dem Ziel der Fitness sowie in Form gesunder Ernährung ▪ Gesundheit ist eigenverantwortliches Investment und Ressource ▪ bei Krankheit werden nach Studium der verfügbaren Literatur bevorzugt Fachärzte aufgesucht Allgemeinmediziner werden seltener frequentiert ▪ Stress als Träger wird wahrgenommen – aber nur unzureichend abgebaut ▪ aktive Vorsorge
Traditionelle: Reparatur-Medizin	▪ regelmäßige Arztbesuche selbstverständlich ▪ Arztbesuch erfüllt soziale Funktion, vor allem für alleinstehende Frauen ▪ Arbeit häufig körperlich geprägt ▪ Motto: Durchhalten, robust sein und nicht klagen (Verrichtungsmentalität) ▪ chronische Erkrankungen werden häufig als „genetisch determiniert" angesehen ▪ Vorsorgeuntersuchung gilt als Pflichtprogramm – wird grundsätzlich wahrgenommen ▪ häufig Gebrauch von Hausmitteln und Hausrezepten („Hausmedizin" vs. Schulmedizin)
Bürgerliche Mitte: ganzheitlich-präventiver Lebensstil	▪ sehen beim Begriff Gesundheit einen klaren Zusammenhang zwischen physischer und psychischer Gesundheit ▪ feste Essenszeiten, Stressvermeidung und seelisches Gleichgewicht, sportliche Betätigung als zentrale Schutzfaktoren der Gesundheit ▪ man fühlt sich nicht nur für sich selbst, sondern vor allem auch seiner Familie gegenüber verantwortlich ▪ Mix aus Schul- und alternativer Medizin, Kritik an der reinen Apparate-Medizin ▪ Experimentieren mit alternativer Medizin, Homöopathie etc.

Tabelle 3.2: Milieuspezifische Einstellungen zur Gesundheit (vgl. Merkle/Hecht, 2011, S. 22 f.)

Es zeigt sich in Bezug auf die Prävention eine Abgrenzung zwischen Performern und Bürgerlicher Mitte auf der einen Seite und den Traditionellen auf der anderen Seite (hierzu zählen vorwiegend die Rentner mit mittlerem bis niedrigem Einkommen).

Steht bei den Performern und der Bürgerlichen Mitte eine aktive Gesundheitsvorsorge im Vordergrund, so betreiben die Traditionellen häufig eine „Reparatur-Medizin" und finden sich mit den großteils chronischen altersabhängigen Erkrankungen ab.

Welche Konsequenzen können aus den hier getroffenen Feststellungen gezogen werden? Wir machen einen Exkurs in den Pharmabereich, um quantitative Aussagen dazu treffen zu können. Wer beeinflusst den Konsumenten/ Patienten beim Kauf? Ist es der Arzt, der Apotheker, der Bekanntenkreis oder sind es die Medien? Hierzu sei im Folgenden die Arbeit von Merkle/ Hecht (2011) zitiert.

Es zeigt sich, dass der Performer häufig zu nicht verschreibungspflichtigen Medikamenten greift. Der Grund scheint hier in der zeitlichen Ersparnis zu liegen, nimmt doch die Verschreibung via Arzt mehr Zeit in Anspruch. Gerade bei den OTC[2]-Präparaten legt diese Gruppe wenig Wert auf die Empfehlungen eines Arztes, es zählen vielmehr die persönlich recherchierten Informationen. Beim Kauf von Gesundheitsprodukten sind für sie der Preis und der Ort des Erwerbs (Discounter, Drogerie, Apotheke) des Produktes zweitrangig. Frauen geben hier mehr Geld aus als Männer.

Diametral sieht es bei der Gruppe der Traditionellen aus. Diese Gruppe verwendet häufiger rezeptpflichtige Medikamente. Analog zu den nicht verschreibungspflichtigen Präparaten halten sie sich streng an die Anweisung des Arztes. In der Apotheke werden die individuell bewährten, nicht verschreibungspflichtigen Präparate eingekauft. In diesem Rahmen wird der Apotheker mit den eigenen kleinen persönlichen Problemen konsultiert, für die der Konsument nicht den Arzt belästigen möchte.

2 OTC (over the counter, Verkauf über den Ladentisch) ist die Bezeichnung für apothekenpflichtige, aber gleichzeitig nicht verschreibungspflichtige Medikamente.

Bei der Bürgerlichen Mitte zeigt sich eine Angst vor einer medikamentösen Abhängigkeit und Unverträglichkeiten, daher werden Medikamente restriktiv eingenommen. Weiter zeigt sich ein hohes Sicherheitsbedürfnis. Insgesamt zeigt sich dieses Milieu produktloyal und preissensibel.

Dieses Beispiel zeigt exemplarisch, dass die persönliche Interpretation und das Verständnis von Gesundheit sowie der Umgang mit Gesundheit in den verschiedenen Milieus sehr unterschiedlich sind. Das führt zur Notwendigkeit der individuell angepassten Kommunikation bzw. Marketingaktivität. Übertragen auf die Prävention bedeutet dies, dass eine differenzierte und individuelle Ansprache eine Unterteilung der Patienten in Abhängigkeit von Verhaltensdeterminaten in Compliance-Typologien impliziert.

In diesem Zusammenhang sei die Einteilung von Schäfer zitiert, der Patienten hinsichtlich des Therapieverhaltens und des Informationsverhaltens in Bezug zur arteriellen Hypertonie untersucht hat (vgl. Schäfer, 2011, S. 200 ff.). Er definiert vier **Patiententypen**: Der selbstbewusste compliante Patient, der engagierte partiell-compliante Patient, der unmotivierte partiell-compliante Patient und der unsichere non-compliante Patient.

Tabelle 3.3 zeigt die Unterschiede dieser Gruppen. Es ist aber hervorzuheben, dass hier explizit die Arzneimittel-Compliance untersucht wurde, d. h. das Compliance-Verhalten bzgl. der Lebensstilmodifikation wurde hier nicht untersucht.

Selbstbewusster complianter Patient	▪ Idealbild eines therapietreuen Patienten ▪ hohes Maß an Therapie- bzw. Verhaltenskontrolle, hohe Gesundheitsmotivation ▪ hohes Maß an Krankheitsinvolvement – bewusste Auseinandersetzung mit der Erkrankung ▪ intensive Informationsbeschaffung und -aufnahme, Nutzung von Informationsbroschüren; hohe Frequentierung von Informationsveranstaltungen ▪ hohes Problembewusstsein – sowohl für die Gesundheit als auch für die Erkrankung ▪ geringes Auslassen der Tabletten/Woche ▪ hohes Vertrauen zum Arzt ▪ meist älter als 60 Jahre, häufig Abitur und Studium, häufig privat versichert bzw. private Zusatzversicherung

Engagierter partiell-complianter Patient	▪ starke Verhaltenskontrolle ▪ Therapiebarrieren werden von diesem Cluster am geringsten wahrgenommen ▪ Gesundheitsmotivation noch als hoch zu bewerten ▪ bzgl. der Informationsbeschaffung und des Vertrauens zum Arzt liegt diese Gruppe leicht hinter der Gruppe der complianten Patienten ▪ ebenfalls hoher Anteil an privater Krankenversicherung bzw. privater Zusatzversicherung, gutes Bildungsniveau ▪ Ansatzpunkt: Steigerung der Gesundheitsmotivation
Unmotivierter partiell-complianter Patient	▪ mittleres Maß an Verhaltenskontrolle bei der selbstbestimmten Therapieausführung, Integration der Therapieausführung in den Alltag zeigt starke Probleme ▪ im Vergleich zu den beiden erstgenannten Gruppen zeigt sich hier auch eine deutlich geringere Gesundheitsmotivation ▪ kein intensives Informationsverhalten, geringster Nutzungsgrad der angebotenen Informationsquellen ▪ fühlt sich von der Erkrankung bedroht – hohes Vertrauen zum Arzt ▪ soziales Umfeld steht Therapiebefolgung vergleichsweise gleichgültig gegenüber ▪ Alter zwischen 30 und 50 Jahre, größtenteils erwerbstätig ▪ Ansatzpunkt: Gesundheitswissen durch Kommunikation erhöhen, damit die Dimension der eigenen Therapieverantwortung deutlich wird; Integration des sozialen Umfelds (Familie/Freunde), Lösungsansätze für Therapieintegration in den Lebenslauf (d. h. Vereinbarkeit von Berufsalltag und Therapieverfolgung)
Unsicherer non-complianter Patient	▪ geringes Maß an Verhaltenskontrolle ▪ mittleres Maß an Gesundheitsmotivation ▪ moderates Informationsverhalten – daraus generiertes Gesundheitsverhalten ist aber gering ▪ sehr eingeschränkte Fähigkeit zur Bewertung medizinischer und gesundheitlicher Fragestellungen ▪ sehen sich in der Therapiebeteiligung als wenig kompetent an ▪ höchste Menge an ausgelassener Tabletten ▪ kein intaktes Vertrauensverhältnis zum Arzt ▪ soziales Umfeld – kritisch bis negativ gegenüber Therapie ▪ Patienten häufig jünger, niedriger Bildungsstand, meist kurze Latenz zur Erstdiagnose (kurze Behandlungsdauer) ▪ Ansatzpunkt: Gesundheitswissen durch Kommunikation erhöhen, Häufigkeit des Arztkontaktes steigern – Intensivierung der Unterstützung, soziales Umfeld für die Therapie „gewinnen“, Motivation und Selbstbewusstsein stärken

Tabelle 3.3: Compliance-Typologien (Schäfer, 2011, S. 203 ff.)

Die Darstellung der Compliance-Typologien in Tabelle 3.3 zeigt, dass nicht alle Patienten eine aktive, eigenverantwortliche Beteiligung wünschen bzw. diese anstreben (vgl. Hurrelmann, 2001, S. 12) und dass es „um einen bestmöglichen Therapieerfolg zu gewährleisten (…), wichtig zu wissen ist, welche Patienten was wollen und wann sie sich überfordert fühlen.“ (Dietz, 2006, S. 216 f.)

Der Autor konnte herausarbeiten, dass sich die drei Variablen Verhaltenskontrolle, Barrieren im Therapieverlauf und Gesundheitsmotivation als wesentliche Einflussfaktoren auf das Compliance-Verhalten zeigen. Auch lässt sich in Analogie zu den bereits zu Anfang des Kapitels getroffenen Aussagen eine Abhängigkeit der Compliance vom sozioökonomischen Status erkennen.

Zusammenfassend gilt es festzuhalten, dass Patienten anhand ihres Partizipations-, Interaktivitäts- und Compliance-Verhaltens zu unterscheiden sind (Segmentierung) und sich hieraus signifikante Auswirkungen auf die Qualität der complianceabhängigen Dienstleistung Prävention ergeben. Das Partizipations-, Interaktivitäts- und Compliance-Verhalten kann in physischer, psychischer oder emotionaler Art erfolgen. Die Segmentierung kann in der Arztpraxis durch eine Patientenbefragung (schriftlich oder mündlich) erfolgen. Anhand solcher Segmentierungen sollte dann eine individualisierte Intervention hinsichtlich der Optimierung der Qualität der complianceabhängigen Dienstleistung Prävention – die sich u. a. vor dem Hintergrund des Wirtschaftlichkeitsgedankens in der Intensität und Häufigkeit unterscheiden wird – gemeinsam mit dem Patienten implementiert werden.

3.2 Patient-Relationship-Management (PRM)

Konsumenten und damit auch Patienten sind es gewohnt, Produkte und Serviceleistungen zu erhalten, die einen gewissen Nutzen liefern. Unzufriedenheit besteht, wenn die Erwartungen hinsichtlich der versprochenen Leistungen nicht eingehalten werden können oder die Qualität nicht den Vorstellungen entspricht. Das heißt, der Kunde entscheidet sich für das Produkt, das ihm den besten Gegenwert und den höchsten Nutzen bringt.

Hieraus ist ersichtlich, dass Kunden Nutzen-Maximierer innerhalb der Grenzen von Such- und Informationskosten, begrenzter Information, Mobilität und Einkommen sind (vgl. Kotler et al., 2011, S. 415). Sie streben teilweise Beziehungen (Bindungen) zu den leistungserbringenden Unternehmen an.

Grundlage für das im Gesundheitsmarkt diesbzgl. vorzufindende **Patient-Relationship-Management (PRM)** bildet das im Konsumgüter- und Dienstleistungsmarkt angewandte Konzept des **Customer-Relationship-Management (CRM)** bzw. **Kundenbeziehungsmanagement.** Das Kundenbeziehungsmanagement zeigt zum Beziehungsmarketing große Ähnlichkeiten auf, da es sich zu großen Teilen aus dieser Disziplin entwickelt hat (vgl. Hippner, 2006, S. 19).

Beziehungsmarketing wird auch als Relationship-Marketing bezeichnet und ist die Weiterentwicklung des Transaktionsmarketings. War das Transaktionsmarketing noch kurzfristig auf das dominierende Marketingziel der Kundenakquisition ausgerichtet, so zeigt das Beziehungsmarketing eine langfristige Ausrichtung auf eine Kundenbindung und Kundenrückgewinnung als dominantes Marketingziel neben der natürlich auch hier vorhandenen Absicht der Kundenakquisition.

Als ökonomische Erfolgs- und Steuergrößen sind in diesem Zusammenhang die Kennzahlen Kundendeckungsbeitrag und Kundenwert als Steuerungsgrößen im Controlling hilfreich.

Es sei an dieser Stelle die Definition von Schumacher und Meyer angeführt, die die Ziele des CMR sehr markant zusammenfasst:

> „Unter CRM wird im Allgemeinen die umfassende Gestaltung der Anbieter-Kunden-Beziehung eines Unternehmens zu dessen Kunden und Interessenten verstanden. CRM wird dabei als kundenorientierter Ansatz der Unternehmensführung aufgefasst. Es beinhaltet die Ausrichtung des unternehmerischen Handels auf Interessen, Anforderungen und Präferenzen der Kunden, mit dem Ziel der optimalen Gestaltung langfristiger, partnerschaftlicher Kundenbeziehungen, um wirtschaftliche Vorteile zu generieren." (Schumacher/Meyer, 2004, S. 19)

Demnach kann die zentrale Aufgabe des CRM im kundenintendierten Dialog via Informations- und Kommunikationsinstrumente sowie in der Speicherung, Analyse und Weitergabe der gewonnenen Daten gesehen werden (vgl. Rapp, 2003, S. 61 f.).

Vor dem Hintergrund der progressiven Anspruchshaltung der Patienten mit der Forderung nach stärkerer Patientenorientierung der Leistungserbringung und einer ganzheitlichen Betrachtung des Patienten und des Behandlungsprozesses entlang der Wertschöpfungskette (vgl. Braun et al., 2010, S. 107; Großkinsky, 2009, S. 17) lässt sich die Notwendigkeit der Weiterentwicklung vom CRM zum PRM erkennen.

Nach Badenhoop ist demnach das PRM „ein innovatives Geschäftskonzept für den Aufbau und Erhalt langfristiger, profitabler Geschäftsbeziehungen zum Patienten als Endverbraucher von medizinischen Produkten" (Badenhoop, 2001, S. 15).

Praktisch übertragen auf die angebotene complianceabhängige Dienstleistung Prävention bedeutet dies, dass die Basis des Erfolgs im Kundenbeziehungsmanagement liegt. Ziel ist demnach die Schaffung eines **Wohlfühlfaktors**. Zur Basisanforderung im Umgang mit den Patienten gehören zunächst die drei grundlegenden Verhaltensweisen Freundlichkeit, Respekt und Service.

Es ist elementar, dass dem Patienten bereits beim Begrüßen das Gefühl vermittelt wird, dass man sich freut, dass dieser die Praxis ausgewählt hat. Faktoren wie das Lächeln beim Empfang des Patienten und, sofern möglich, das persönliche Ansprechen mit seinem Namen unterstützen dieses Gefühl.

Da der Patient häufig mit einer gewissen Nervosität (u. a. aufgrund der Unwissenheit und Angst über die Genese der vorliegenden Beschwerden oder Ängste bzgl. der anstehenden Behandlung) in die Praxis kommt, ist ein kurzer Smalltalk bereits bei der Aufnahme geeignet, um Spannungen abzubauen.

Beim Erstbesuch ist darauf zu achten, dass mit dem Patienten Formalitäten und der Ablauf der Konsultation besprochen werden, auch sollte es selbstverständlich sein, den Patienten zum Wartebereich zu begleiten und ihm den Ort der sanitären Anlagen zu zeigen.

Die zu erwartende Wartezeit ist dem Patienten natürlich im Rahmen des Möglichen mitzuteilen. Die Wartezeit ist eine sehr kritische Variable, da diese oft nicht in Gänze planbar ist, aber für den Patienten zu den wichtigsten Einflussgrößen für den individuellen Wohlfühlfaktor zählt. Daher ist ein gut geplantes und permanent überwachtes Zeitmanagement elementar. Der Wartebereich sollte unbedingt räumlich getrennt von der Rezeption sein, um den Patienten von einer möglichen Hektik in der Praxisorganisation abzuschirmen.

Der Arzt sollte sich in den Patienten versetzen, nach dem Motto „Denke im Kopf des Kunden. Fühle im Herzen des Kunden. Träume in der Seele des Kunden“ (Sabel, 1996, S. 38 ff.).

Die Beschwerden der Patienten sollten ernst genommen werden, daher ist die Etablierung eines funktionierenden Beschwerdemanagements elementar. Kritik sollte konstruktiv genutzt werden, um Abläufe und Qualität der Versorgung zu optimieren.

Abschließend ist festzuhalten, dass Patienten aufgrund des fehlenden Fachwissens häufig die Qualität der Dienstleistung nicht hinreichend beurteilen können. Wie empirische Studien zeigen, werden von dem nicht fachkundigen Leistungsempfänger stattdessen andere Kriterien als Qualitätsindikatoren herangezogen, z. B. die Freundlichkeit des Personals oder die Aufmachung der Räumlichkeiten (vgl. Meffert/Rohn, 2011, S. 11; Von Eiff et al., 2008, S. 147 ff.). Das zeigt nochmals die Wichtigkeit der eingangs genannten Forderung nach dem Wohlfühlfaktor.

Für die nachhaltige Kundenbindung ist ebenfalls die Pflege des Kundenkontakts zu fordern. Hierzu bietet sich die Etablierung des Medizinischen Compliance-Managers (MCM) an (vgl. hierzu Kapitel 5). Neben der Individualisierung der ärztlich angebotenen Dienstleistung Prävention koordiniert die/der MCM die Intensität der Intervention und Häufigkeit der Konsultation. Weiter schafft die/der MCM durch die Evaluation der Therapietreue und Barrieren eine Präselektion für eine gezielte Intervention. Dies schafft eine Entzerrung und Optimierung des ärztlichen Zeitmanagements und eine nachhaltige Steigerung der Qualität der Dienstleistung.

3.3 Vernetzung stationärer und ambulanter Patientenversorgung

Der Austausch der patientenbezogenen Daten (u. a. Entlassungsbriefe, Untersuchungsergebnisse, Therapieanpassungen) erfolgt zwischen niedergelassenen Ärzten und Krankenhäusern häufig nur lückenhaft. Die sich hieraus ergebenden **Mehrfachuntersuchungen oder sogar Mehrfachbehandlun-**

gen führen zu nicht unerheblichen Mehrbelastungen des Gesundheitssystems und zu einer **Patientenfrustration und -resignation**.

Die hier dargestellte Ausgangslage zeigt, dass eine effiziente und effektive Gesundheitsleistung nur durch eine Optimierung der Kooperation und Kommunikation der Heilberufe und Institutionen erreicht werden kann. Daher sind gesundheitspolitische sektorübergreifende Lösungen für das Disease- und Case-Management, die Ressourcennutzung, die Qualitätssicherung, das Datenmanagement sowie die Leistungsvergütung zu fordern. Vor diesem Hintergrund sei der **Bundesverband Managed Care e.V.** (BMC) vorgestellt. Die Leitideen dieses Vereins sind:

1) „Wir engagieren uns für eine neue Kultur der Zusammenarbeit der Beteiligten im Gesundheitswesen.
2) Wir vertrauen auf die Kräfte eines freiheitlichen und wettbewerbsorientierten, gleichwohl auch solidarischen Systems, bei einem hohen Maß an Selbstbestimmung und Verantwortung der Bürger für ihre Gesundheit. Wir wenden uns gegen staatlichen Dirigismus und Zentralismus.
3) Wir stehen zu den gesellschaftlich anerkannten Grundprinzipien: Solidarität, Subsidiarität, Eigenverantwortung, Qualität, Zugang zum medizinischen Fortschritt, wirtschaftlicher Umgang mit den Ressourcen, Wahrung der Patientenrechte, Beachtung ethischer Grundsätze." (Bundesverband Managed Care e. V., o. J.).

Der Bundesverband positioniert sich ganz klar für einen Ausbau der Präventionsleistungen bzw. -angebote und ein effektives Gesundheitsmanagement und sieht die Voraussetzung dafür in der Vernetzung der Gesundheitsdienstleister. Es stellt sich hier die Frage: Wie kann die Vernetzung insbesondere zwischen dem Krankenhaus und dem niedergelassenen Kardiologen im Hinblick auf die Compliance-Optimierung verbessert werden?

Hier scheint die **intersektorale Kommunikation über Zuweiserportale** ein zielführender Ansatz zu sein. Unter Zuweiserportal versteht man eine webbasierte Plattform, die in die IT-Landschaft von Krankenhäusern implementiert wird. Die zuweisenden und authentifizierten Ärzte erhalten via Internet und Sicherheitsabfragen (Passwort) Zugang zum Portal. Diese ermöglichen den kurzfristigen Zugriff der einweisenden Ärzte (behandelnder niedergelassener Arzt) auf aktuelle Befunde, Vorbefunde, Diagnosen, bisherige Therapieansätze, interdisziplinäre Fallkonferenzen, Status des Behandlungsprozederes und aktuelle Termine der Nach- bzw. Weiterbehandlung. Voraussetzung ist aber die Einhaltung aller Datenschutzbestimmungen, insbesondere das Recht auf informationelle Selbstbestimmung des Patienten (Privacy). Aber auch die Sicherheit der Daten (Safety, Security) muss gewährleistet sein.

Vom Zuweiserportal profitiert aber nicht nur der einweisende Arzt, sondern auch die Klinik selbst: Zum einen kommt es durch bidirektionale digitale Übermittlung von vorhandenen Befunden, Krankheitsverläufen und der Medikamentenanamnese via einweisende Ärzte zu einer nicht unerheblichen Zeitersparnis für die vollständige Datenbeschaffung (Optimierung des medizinischen Workflows). Die gewonnene Zeit kann in den Behandlungsprozess investiert werden (vgl. Saßen/Franz, 2007, S. 21). Zum anderen besteht der nicht unerhebliche Vorteil für den Betreiber des Zuweiserportals, dass durch die Übermittlung der Befunde der bereits gelaufenen Diagnostik eine **Mehrfachuntersuchung vermieden** werden kann und sich hieraus auch eine Liegezeitoptimierung realisieren lässt.

Auch erfüllt das Zuweiserportal die Aufgabe des **Zuweisermarketings**. Denn über das Portal können aktuelle Veranstaltungen und ärztliche Fortbildungen, Informationen über die in der Klinik initiierten Studien und Kontaktdaten zu Oberärzten und Chefärzten mitgeteilt werden. Hierdurch kann das Image beim Zuweiser erhöht und die Bindung gefestigt werden. Auch kann das Portal Informationen bzgl. der Wünsche und Probleme der zuweisenden Ärzte generieren. Hieraus lassen sich die Leistungen gezielt an die Wünsche und Erwartungen anpassen – mit dem Ziel steigender Zuweisungen durch den Aufbau eines funktionierenden Zuweisernetzwerks (vgl. Saßen/Franz, 2007, S. 22).

Durch die hier genannten Vorteile amortisieren sich die Investitionen in ein Zuweiserportal bereits nach kurzer Zeit.

Auch für die Verknüpfung stationär eingeleiteter und ambulant fortgeführter Präventionsleistungen scheint das Zuweiserportal geeignet zu sein. Es ist zu fordern, dass alle bereits erfolgten Präventionsleistungen digital zu dokumentieren sind, hierzu zählen u. a. folgende Stichworte: Erläuterung der

Genese der Erkrankung und Therapie, Ernährungsberatung, Diabetesberatung, Erläuterung von Risiken und Nutzen der pharmakologischen Therapie, Blutdruck-Selbstmessung, Stressreduktion, Hemmnisse und Hindernisse in der alltäglichen Umsetzung. Wünschenswert wäre, analog zu apparativ erhobenen Befunden, einen Befundbericht zur bereits eingeleiteten und noch umzusetzenden Prävention (Primär-, Sekundär-, Tertiärprävention) als elementaren Bestandteil des Entlassungsbriefs zu etablieren.

Die Zuweiserportale zeigen aber bisher unzureichend genutztes Potenzial im Hinblick auf die **bedarfsgerechte Informationsversorgung des Patienten**. Wie bereits im Kapitel 1 erwähnt, scheint die Non-Compliance gerade durch fehlendes Verständnis für die Erkrankung und Therapie getriggert zu sein. So scheint es naheliegend, auch dem Patienten seine Krankengeschichte digital zugänglich zu machen, um das Potenzial der umfassenden Informationsversorgung als Baustein des „patient empowerment“, also die aktive Mitarbeit des Patienten am Genesungsprozess, auszuschöpfen.

So haben bereits einige Kliniken Patientenportale installiert, die den Patienten entlang des Krankheitsverlaufs zeitpunktspezifisch mit Informationen zum Krankheitszustand versorgen. Zeitpunktspezifisch bedeutet, der Patient bekommt vor der geplanten stationären Aufnahme zunächst allgemeine Informationen zum stationären Aufenthalt, zur Erkrankung und zur geplanten Diagnostik. Nach erfolgter Diagnostik erhält dieser spezielle Informationen zur diagnostizierten Erkrankung und Informationen zur Therapie und Lebensstilmodifikation. Die Verknüpfung von Patienten- und Zuweiserportal erscheint aufgrund des gewünschten Informationstransfers sinnvoll.

3.4 Nachhaltiges Marketing

Immaterielle Werte wie Authentizität, Sinnhaftigkeit und Nachhaltigkeit steigen in der Bedeutung für den Konsumenten. Das bedeutet, es zeigt sich der Wunsch nach bewusstem Konsum mit Genuss, mit Zeit, mit Sinn und mit einem guten Gewissen (vgl. Schüller/Dumont, 2013, S. 12) oder anders ausgedrückt: Der Inhalt zählt – nicht die Verpackung!

Diese These gewinnt nicht zuletzt vor dem Hintergrund der steigenden Bedeutung der postdezisionalen Dissonanzreduktion an Gewicht. Sie beschreibt das Phänomen, dass Entscheidungen (z. B. Kaufentscheidung), die man getroffen hat, nachträglich aufgewertet und die Alternativen dagegen abgewertet werden. Je wichtiger und irreversibler die Entscheidung, desto stärker ist dieser Effekt. Anders ausgedrückt meint die postdezisionale Dissonanzreduktion eine nachträgliche Bestätigung der getroffenen Entscheidung im Sinne einer Gewissensberuhigung, dass man sich für das potenziell beste Produkt entschieden hat. Das führt zum Phänomen, dass vor und nach (!) dem Kauf eines Produktes Testberichte, Meinungsberichte und Kommentare studiert werden, um die eigene Entscheidung vor sich selbst zu rechtfertigen. Man könnte daher auch formulieren, es ist das Streben nach dem Perfekten bzw. idealen Produkt.

Nachhaltiges Marketing (sustainable Marketing) sollte in diesem Kontext auf den Säulen der Authentizität, Sinnhaftigkeit und Nachhaltigkeit fußen, um dem sich wiederholenden kognitiven Prozess der Entscheidungsbestätigung standhalten zu können. Ziel ist eine dauerhafte Kundenbindung (vgl. Belz, 2005, S. 5).

Der Zusatz „nachhaltig" bezieht sich auf die erwünschte dauerhafte Marketingwirkung (vgl. Scherenberg, 2012b, S. 67). Gerade vor dem Hintergrund der Vermarktung von Dienstleistungen ist der Service ein entscheidender Erfolgsfaktor. Hierzu ein Beispiel aus dem Alltag: Stellen Sie sich einen schönen Abend mit Ihrem Lebenspartner im Restaurant vor. Passt da ein fantastisches Essen zur Selbstbedienung? Und wie würde sich diese Gegebenheit auf Ihre Zahlungsbereitschaft auswirken? Service und Produkt/Leistung sollten eine Einheit bilden und auch gleichwertig behandelt werden. Nur das perfekte Zusammenspiel führt zu langfristiger Kundenbindung.

Da der Service in großen Teilen von den Mitarbeitern der Praxis übernommen wird, sollten diese auch speziell geschult werden. Übertragen auf die ambulante ärztliche Betreuung bedeutet dies, dass eine rein symptomorientierte Therapie, als Befriedigung aktueller Wünsche und Bedürfnisse des Patienten, nicht dem Prinzip der Nachhaltigkeit entspricht. Daher sollte das Thema Prävention nicht nur verbal, sondern auch via Corporate Design und Identity priorisiert werden. Auch sollten kurzfristig Informationsasymmetrien (Arzt-Patienten-Beziehung) abgebaut werden, um langfristiges Vertrauen möglich zu machen (vgl. Göbel, 2002, S. 110).

Der Leistungserstellungsprozess sollte eine hohe Transparenz für den Patienten aufweisen. So kann ein Mehrwert der Leistung durch Erkennen derselben entstehen.

Um Nachhaltigkeit zu erreichen, muss die Dienstleistung in regelmäßigen Abständen einen Ist-Soll-Abgleich durchlaufen. Diese Qualitätskontrolle führt zur Ermittlung eines individuellen Resultats mit der individuellen Konsequenz der Anpassung der Dienstleistung. Diese Funktion wird in Gestalt des Medizinischen Compliance-Managers (vgl. Kap. 5) an der Schnittstelle der Arzt-Patienten-Beziehung integriert, wodurch die Strukturqualität und Ergebnisqualität (Behandlungsqualität) gesichert wird.

Es ist festzuhalten, dass Authentizität und Nachhaltigkeit nicht nur durch die Dienstleistung (Kundenorientierung) geschaffen werden können. Auch das verantwortliche soziale Verhalten der Unternehmung bzw. des Dienstleisters sind eine feste Säule des nachhaltigen Marketings. Besondere Bedeutung hat in diesem Kontext in neuerer Zeit der Begriff **Corporate Responsibility** erlangt.

Der Begriff steht für eine Unternehmensphilosophie, die Transparenz, ethisches Verhalten und Respekt vor den Stakeholdern in den Mittelpunkt des unternehmerischen Handelns stellt. Bestandteil des Konzepts sind die unternehmerische Nachhaltigkeit (Corporate Social Responsibility, CSR), das Setzen und Einhalten von Verhaltensregeln für das Unternehmen und seine Mitarbeiter (Corporate Governance) sowie das bürgerliche Engagement von Unternehmen (Corporate Citizenship). Eine weitere Anforderung ist die Schaffung von mitarbeiterfreundlichen Strukturen (Mitarbeiterorientierung) mit dem konsekutiven Ziel der niedrigeren Mitarbeiterfluktuation, was die Authentizität und Nachhaltigkeit der Dienstleistung, im Sinne eines nachhaltigen Marketings, unterstützt.

3.5 Diversity-Management

Das englische Wort „Diversity" lässt sich mit „Vielfalt, Heterogenität, Vielheit" übersetzen. Vielfalt meint im Kontext des Diversity-Managements, dass sich Menschen auf vielerlei Weise unterscheiden oder gleichen. Entscheidende Parameter sind z. B. Geschlecht, Alter, ethnisch-kulturelle Prägung, Behinderung, Lebensstil, sexuelle Orientierung, Religion.

Diversity-Management ist demnach **Vielfaltsmanagement** und wird meist im Sinne von „soziale Vielfalt konstruktiv nutzen" verwendet. Diversity-Management toleriert nicht nur die Verschiedenheit, sondern hebt diese hervor und versucht, sie für den Unternehmenserfolg nutzbar zu machen. Das heißt, es erfolgt eine gezielte interne und externe Berücksichtigung von Unterschieden zur Nutzung der vorhandenen Ressourcen vor dem Hintergrund der Erfolgssteigerung. Management bedeutet in diesem Zusammenhang die Bündelung aller Strategien und Maßnahmen zur Ressourcennutzung.

Dass heterogene Belegschaften kein Nachteil, sondern sogar ein Vorteil sein können, zeigt sich insbesondere im Dienstleistungssektor. Gerade vor dem Hintergrund der hohen Anzahl der in Deutschland lebenden Menschen mit Migrationshintergrund und der damit einhergehenden großen kulturellen Unterschiede ist es naheliegend, dass sich für kundennah operierende Dienstleister erhebliche Vorteile ergeben (strategische Wettbewerbsvorteile), wenn Kunden von ihresgleichen angesprochen werden.

Kunden erwarten einen Ansprechpartner, der empathisch, sensibel und verständnisvoll ihre Wünsche und Probleme schnell erkennt und effektiv erfüllt. Durch vorhandene Sprachbarrieren oder ein fehlendes Verständnis für die jeweilige Kultur ist es häufig nicht möglich, die Probleme und Wünsche zu erkennen und damit kurzfristig zu lösen. Gerade für ein derart sensibles Thema wie Gesundheit sind eine eindeutige Kommunikation und ein Verständnis der Kultur jedoch grundlegend. Übertragen auf die Arztpraxis bedeutet dies, dass es ein erheblicher Vorteil ist, wenn Patienten in ihrer Landessprache angesprochen werden können. Der Patient fühlt sich demnach nicht nur sprachlich und soziokulturell verstanden, sondern entwickelt ein Wir-Gefühl, das zu nachhaltigem Vertrauen und Bindung führt. Weiter wird ein Verständnis und Einsicht für die Therapie erreicht, was sich letztlich in der Qualität der complianceabhängigen Dienstleistungen auszahlen wird.

Dieser Sachverhalt macht aber auch deutlich, dass die Mitarbeiter der Arztpraxis auch **Absatzmittler** sind und damit eine elementare Säule für den wirtschaftlichen Erfolg der Praxis bilden. Er impliziert ebenso, dass die Kundenzufriedenheit beim Mitarbeiter anfängt! Es lässt sich eine Abhängigkeit zwischen der Zufriedenheit der Mitarbeiter und der Zufriedenheit des Kunden erkennen, woraus sich eine Herausforderung für das Personalmanagement und Diversity-Management im Umgang mit der heterogenen Belegschaft ergibt. Im täglichen Miteinander sind Toleranz und Verständnis elementar und sollten im Leitbild verankert werden.

Weitere und nicht zu unterschätzende Vorteile der gelebten Heterogenität, also der Wertschätzung der Vielfalt der Mitarbeiter und Förderung der individuellen Stärken, sind eine Erhöhung der Mitarbeiterloyalität, des individuellen Engagements und der Arbeitsproduktivität sowie eine Reduktion der Abwesenheitszeiten.

Die Einführung des Diversity-Managements muss sowohl top-down als auch bottom-up erfolgen, um effektiv eine Veränderung der Organisation zu erreichen. Filter, sogenannte Biases, müssen identifiziert und eliminiert werden. Hier sind z. B. die Stellenbeschreibungen zu nennen, die eine implizite Bevorzugung eines bestimmten Typus an Mitarbeiter bewirkt haben. Die gelebte Heterogenität der Mitarbeiter ist Voraussetzung für die individualisierten Gesundheitsdienstleistungen, insbesondere der complianceabhängigen Dienstleistung Prävention.

Vor dem Hintergrund der direkten Abhängigkeit der Kunden- und Mitarbeiterzufriedenheit sollte die Zufriedenheit der Mitarbeiter durch die Instrumente des internen Marketings unterstützt werden. So sollten insbesondere Kommunikationswege etabliert werden, die transparent und für alle verfügbar sind, um so die Informationsweitergabe via stille Post zu minimieren.

Geeignete **Maßnahmen zur Steigerung der Mitarbeiterzufriedenheit** sind hier exemplarisch: Weiterbildung der Mitarbeiter fördern, Gruppenmotivation, Möglichkeit der Personalentwicklung, leistungsgerechte Entlohnung, Mitspracherecht, Management by Objectives (MbO), Arbeitszeitflexibilität, Open-Book-Management, Optimierung der Arbeitsabläufe, Work-Life-Balance-Initiativen, Eigenverantwortung stärken, Feedback von Leistung in regelmäßigen Zielvereinbarungsgesprächen.

4 Operative Aspekte eines marketingorientierten Compliance-Konzepts

Die in Kapitel 3 vorgestellten Strategien für ein marketingorientiertes Compliance-Konzept bedürfen operativer Instrumente, um erfolgreich umgesetzt zu werden. Welche Aspekte sich hier konkret eignen, zeigen die folgenden Unterkapitel.

4.1 Kommunikationsmanagement

> „Eine adäquate Patientenaktivierung und Informationsvermittlung ist bekannterweise dadurch gekennzeichnet, dass diese den jeweiligen Patiententyp in möglichst geringem Umfang über- bzw. unterfordert." (Schäfer, 2011, S. 193)

Die formulierte **Zielsetzung** für das Kommunikationsmanagement lautet: qualitativ hochwertige und nachhaltige Gesundheitsinformationen zu vermitteln, um Krankheiten bzw. die Progression der Erkrankung zu verhindern und um „Self-Care" zu unterstützen und voranzutreiben.

„The Toronto Consensus Statement on the Relationship between Communication Practices and Outcomes" hebt bereits 1991 die zentralen Schwächen der Arzt-Patienten-Kommunikation hervor und bildet mit dem herausgearbeiteten Compliance-Prozess die Basis für den Optimierungsprozess mittels Kommunikationsmanagement (Simpson et al., 1991, S. 1385 ff.):

- „Communication problems in medical practice are both important and common.
- Patient anxiety and dissatisfaction is related to uncertainty and lack of information, explanation and feedback from the doctor.
- Doctors often misperceive the amount and type of information patients want.
- The quality of clinical communication is related to positive health outcomes.
- Explaining and understanding patient concerns, even when they cannot be resolved, results in a significant fall in anxiety.
- Greater participation by the patient in the encounter improves satisfaction and compliance and outcome of treatment.
- The level of psychological distress in patients with serious illness is less when they perceive themselves they have received adequate information.

- Benefical clinical communication is feasible routinely in clinical practice and can be achieved during normal clinical encounters, without unduly prolonging them, provided that the clinician has learned the relevant techniques.“

Hier wird deutlich, dass der Bedarf an Gesundheitsinformationen sehr heterogen ist und der behandelnde Arzt diesem Bedarf häufig nicht gerecht wird. Es zeigt sich: Je spezialisierter die Gesundheitsleistung, je komplexer das Leistungspaket und je höher der finanzielle Aufwand, desto höher der Legitimations- und Kommunikationsaufwand (vgl. Koch, 2010, S. 58 f.).

Auch lässt sich bereits hier festhalten, dass ein rein kognitiver Wissenstransfer nur eingeschränkte Erfolge bzgl. der Umsetzung der Therapie erwarten lässt. In diesem Zusammenhang wird auch von einer Intentions-Handlungs-Lücke gesprochen (vgl. Klotter, 2010, S. 82). Das heißt, eine Handlungskonsequenz entsteht aus der Intention (Motivation) und dem Wissen des Patienten. Beides ist abhängig vom Input des Arztes.

Spezifizieren wir weiter die Anforderungen an das Kommunikationsmanagement durch Transformation auf das Kommunikationsmodell (SMCR), was sich bereits in der Marketingkommunikation bewährt hat, so müssen neben der Produkt- bzw. Dienstleistungsspezifikation (Sender) und der Message in Form des Produkt- und Leistungsnutzens auch das Medium der Kommunikation (Chanel) und die Zielgruppe (Receiver) definiert werden.

4.1.1 Systematische Gesundheitskommunikation

> „Zusammenkunft ist ein Anfang, Zusammenhalt ist ein Fortschritt, Zusammenarbeit ist der Erfolg.“ (Henry Ford, zitiert nach Riedle, 2002, S. 32)

Das Zitat lässt sich sehr gut auf die verschiedenen Stadien der Entwicklung der Beziehungsorientierung mit den unterschiedlichen Anforderungen an die Gesundheitskommunikation übertragen. Es liefert einen Fahrplan, der sinnvoll durch die sechs Stadien des Transtheoretischen Modells (TTM) der Verhaltensänderung von Prochaska und Velicer ergänzt werden kann (vgl. Prochaska/Velicer, 1997, S. 38 ff.; Faselt/Hoffmann, 2010, S. 77 ff.).

Das TTM ist ein Stufenmodell, das u. a. dazu entworfen wurde, Motivation für ein gesundheitsförderndes Verhalten zu entwickeln. Laut Modell werden zur Verhaltensänderung verschiedene Stadien durchlaufen: vom Stadium der Absichtslosigkeit (keine Absicht, ein problematisches Verhalten zu ändern) bis hin zum Stadium der Aufrechterhaltung (problematisches Verhalten wird über längere Zeit abgelegt) (vgl. Klotter, 2010, S. 83).

Im folgenden Text werden die konkreten **Interventionsstrategien** (Veränderungsprozesse – Processes of Change) des Modells mit eingearbeitet. Sie definieren Aktivitäten und Ereignisse, die ein problematisches Verhalten und die zugrunde liegenden Kognitionen und Emotionen beeinflussen und verändern können. Es wurden insgesamt zehn Veränderungsprozesse identifiziert, die sich in zwei Dimensionen kategorisieren lassen: auf das Erleben bezogene, kognitiv-affektive Prozesse (cognitive-affective processes) und verhaltensorientierte Prozesse (behavioral processes).

Das TTM-Modell zeigt sich damit kompatibel zu den bisher getroffenen Aussagen zur Compliance als prozessuale Handlung.

Als vordergründiges **Ziel** der systematischen Gesundheitskommunikation können hier die Initiierung der complianceabhängigen Dienstleistung Prävention und die konsekutive Optimierung und Intensivierung der Ausführungsqualität, Persistenz und Intensität der Compliance definiert werden.

Durch Kenntnisse der Bedürfnisse, Motive und Einstellungen der Patienten können über eine individuelle Kommunikationspolitik eine Beziehungsorientierung und die Steigerung des Problembewusstseins erreicht werden, die die gewünschte Kundenbindung bzw. die intensive Zusammenarbeit zwischen Arzt und Patient nachhaltig möglich machen. Ziel ist eine Homogenisierung der Inhalte der ärztlichen Krankheitsbeschreibung und der individuellen Krankheitsbewertung des Patienten.

Die **Zusammenkunft** im Sinne des Ford-Zitats ist häufig aus der Not der Patienten geboren. So wenden sich die Patienten mit einem akuten gesundheitlichen Problem an den Arzt. Das heißt, es besteht zunächst der vordergründige Wunsch der unmittelbaren Lösung des akuten Problems. Der Patient befindet sich gemäß TTM im Absichtslosigkeitsstadium (precontemplation); er hat noch nicht den Grund für die Akuterkrankung erkannt und daher noch keine Absicht zur Verhaltensänderung. Hier zeigt sich aber bereits eine Stimulation des **problemorientierten Informationsverhaltens** des Patienten, das aus den auftretenden Gesundheitsproblemen und dem unzureichend vorhandenen Gesundheitswissen entsteht (knowledge gap). Die Literatur bestätigt, dass sich eine akute Erkrankung am stärksten auf den Bedarf der gesundheitlichen Informationen auswirkt (vgl. Meissner et al., 1990, S. 176).

Der Arzt wird zur wichtigsten Informationsquelle (vgl. Rijt, 2000, S. 144) und ist somit zu Anfang des Compliance-Prozesses Berater und Lotse. Die Aufgabe des Arztes in dieser Phase ist es, das Problembewusstsein (consciousness raising) kognitiv-affektiv zu steigern. Dies gelingt durch gezielte Rückmeldung zum Problemverhalten, durch Aufklärung und Konfrontation mit den Folgeerkrankungen.

Das aus der Lösung des Akutproblems resultierende Vertrauen und der Erkenntnisgewinn, das eigene Gesundheitsverhalten zu ändern, sollten zur Etablierung der Präventionsmaßnahmen genutzt werden (Absichtsbildungsstadium). Das Problem der KHK sollte dem Patienten emotional erlebbar (dramatic relief) gemacht werden, um die Absichtsbildung zur Verhaltensänderung zu erleichtern. Hier bietet sich exemplarisch die Frage an: „Haben Sie Angst vor einem Herzinfarkt?“ Ziel ist es, eine gesundheitsbewusste Verhaltensweise im Sinne der Prävention so zu kommunizieren, dass sie von den Patienten als Produkt bzw. Dienstleistung wahrgenommen wird; über die es sich lohnt zu informieren bzw. für die es sich lohnt, sein Gesundheitsverhalten zu ändern (vgl. Schwarz/Hutter, 2012, S. 47 ff.), da sie zu einem individuellen nachhaltigen Nutzen führt.

Um beim Patienten eine Akzeptanz oder Einwilligung zu erreichen, muss zunächst der Nutzen-Aufwand vom Patienten positiv bewertet werden. Gerade bzgl. der therapiebezogenen und krankheitsbezogenen Faktoren benötigt der Patient Informationen. Hieraus ist abzuleiten, dass das Ziel der Zusammenkunft u. a. im Abbau der asymmetrischen Wissensverteilung zwischen Arzt und Patient liegen muss, um das Potenzial der individuellen Prävention für den Patienten sichtbar zu machen. Auch sollte der Patient die Bereitschaft zur aktiven Zusammenarbeit mit dem Arzt wahrnehmen können. Diese Forderung hat auch im 2012 verabschiedeten überarbeiteten Patientenrechtegesetz Niederschlag gefunden. So ist in § 630 c definiert:

„(1) Behandelnder und Patient sollen zur Durchführung der Behandlung zusammenwirken. (2) Der Behandelnde ist verpflichtet, dem Patienten in verständlicher Weise zu Beginn der Behandlung und, soweit erforderlich, in deren Verlauf sämtliche für die Behandlung wesentliche Umstände zu erläutern, insbesondere die Diagnose, die voraussichtliche gesundheitliche Entwicklung, die Therapie und die zu und nach der Therapie zu ergreifenden Maßnahmen."

Vor allem die letzte Aussage macht das Potenzial des in Kapitel 3.5 erläuterten Diversity-Managements in Bezug auf die Kommunikation, u. a. vor dem Hintergrund der zunehmenden Patienten mit Migrationshintergrund, sichtbar.

Liegt der Fokus zu Anfang noch auf der oben angesprochenen problemorientierten Informationsvermittlung, so sollte diese aber im Verlauf zumindest teilweise der **interessenorientierten Informationsbeschaffung** weichen. Der Patient befindet sich zu diesem Zeitpunkt in einem Übergangsstadium, das nach dem TTM als Vorbereitungsstadium (Preparation) bezeichnet wird.

Es zeigt sich, dass gerade die Informationen, die ein Patient mit KHK benötigt, um die Krankheit und Therapieintension zu verstehen, sehr vielschichtig und anspruchsvoll sind. So resultiert die Komplexität u. a. aus den Behandlungsansätzen (medizinisch-technische Innovationen), die sich an den unterschiedlichen Krankheitsstadien orientieren, und aus der Tatsache, dass die KHK durch Faktoren der Lebensführung verursacht und positiv beeinflusst werden kann.

Dass der Prozess der Informationsübermittlung deutliches **Optimierungspotenzial** besitzt, dokumentiert u. a. die Studie von Baberg et al. (2000). Sie zeigt, dass sich in der untersuchten Patientengruppe das krankheitsbezogene Wissen im stationären Aufenthalt trotz mehrerer intensiver Gespräche nicht verbessert (vgl. Baberg et al., 2000, S. 78). Da verwundert es nicht, dass generell nur 50 % der Patienten mit dem Informationstransfer des Arztes zufrieden sind (vgl. Dierks et al., 2000, S. 152). Den Wunsch der Patienten nach mehr Informationen in Bezug auf Erkrankung und Therapie formulieren auch Coulter et al.:

> „Within all groups a few positive experiences of good communication with health professionals were reported. These were overshadowed, however, by substantial dissatisfaction with communication with health professionals. The overwhelming majority of focus group participants had wanted much more information about their condition and treatment than they were given.“ (Coulter et al., 1998, S. 26)

Es sollte vonseiten der behandelnden Ärzte eine Gegenkonditionierung beim Patienten angeregt werden. Hierzu sollte der Patient das eigene gesundheitsschädliche Verhalten identifizieren und benennen können. Es sollten Trigger zur Erarbeitung eigener alternativer Kognitionen und Verhaltensweisen (z. B. mehr Bewegung) gesetzt werden. Exemplarisch könnte der Arbeitsweg angesprochen werden. Hier kann z. B. durch die Benutzung des Fahrrads Sport in den Alltag integriert werden – und das an fünf Tagen der Woche!

In Bezug auf die KHK erscheint es zunächst essenziell, dass Patienten die Symptome eines akuten Herzinfarktes erkennen, um kurzfristig einer Akuttherapie zugeführt zu werden. Hier gilt der Grundsatz „Time is muscle“.[3] Untersuchungen zeigen, dass Patienten beim ersten Infarkt und auch beim Re-Infarkt die Symptome nicht adäquat eingeschätzt bzw. ignoriert haben und es dadurch zu einem nicht unerheblichen Zeitverzug bzgl. der Therapieeinleitung kam (vgl. Caldwell/Maskowski, 2002, S. 1; Pattenden et al., 2002, S. 1006 ff.).

Weiterhin sollte eine detaillierte Erläuterung der pharmakologischen Therapie erfolgen. Hier bietet sich eine indikationsbezogene Zuordnung der Medikamente an: So ist der ACE-Hemmer ein Blutdruckmedikament, der CSE–Hemmer ein Fettsenker und der Betablocker ein Herzfrequenzsenker. Über diese Zuordnung kann ein Bewusstsein für den multimodalen Therapieansatz geschaffen werden. Gerade zur Vermittlung des Präventionsgedankens gilt, dass isolierte Furchtappelle zu vermeiden sind, da ihre persuasiven Effekte zumindest aktuell infrage gestellt werden (vgl. Hastall, 2010, S. 201 ff.).

Humor in Kombination mit Furchtappellen scheint aber persuasive Effekte erzielen zu können, da hierdurch Abwehrreaktionen auf den unangenehm

---

3 Time is muscle, d. h. mit ansteigender Latenz der Durchblutungsstörung erhöht sich der Anteil des irreversibel geschädigten Herzmuskels.

empfundenen Furchtappell unterbunden werden können (vgl. Reifegerste et al., 2012, S. 258).

Auch für die Nutzen-Aufwand-Abwägung des Patienten ist die Vereinbarkeit mit der Therapie elementar. Das heißt, die Nachfrage der complianceabhängigen Dienstleistung Prävention setzt eine Integration derselben in den Alltag des Patienten voraus. Es sollte eine kognitiv-affektiv initiierte **Neubewertung der persönlichen Umwelt** (TTM; environmental reevaluation) erfolgen. Hier erscheint eine gezielte Vorbereitung des Patienten auf potenzielle Kollisionspunkte zwischen der eingeschlagenen Therapie mit seinem gewohnten Lebensablauf sinnvoll (vgl. Schäfer, 2011, S. 169).

Hierdurch können bereits vor der Konfrontation mit der Problemsituation Lösungsmöglichkeiten aufgezeigt und damit die Therapietreue nachhaltig verbessert werden (vgl. Hannig, 2004, S. 84 f.). Exemplarisch sei hier das Problem der Einnahme von Diuretika angesprochen: Ist aufgrund der vorliegenden Herzinsuffizienz eine Einnahme eines Diuretikums indiziert, so ist die Einnahme an die Alltagsbedingungen bzw. den Berufsalltag anzupassen. So ist es sicher nicht sinnvoll, einem Bäcker, der nachts arbeitet und dann am späten Vormittag schläft, ein Diuretikum morgens zu verordnen, da er sonst aufgrund der angeregten Diurese keinen Schlaf finden wird. Analog ist die medikamentöse Therapie bei vorliegender Schichtarbeit des Patienten (z. B. Lokführer) anzupassen.

Die Aussagen zum Einnahmezeitpunkt implizieren die Notwendigkeit der detaillierten Sozialanamnese, um die pharmakologische Therapie den individuellen Gegebenheiten anzupassen. Teilarbeit, Schicht- und Nachtarbeit müssen bei der Planung der Lebensstilmodifikation berücksichtigt werden. Ein Lösungsansatz ist dabei meist im Sinne eines Trial-and-Error-Prinzips zu finden, was eine dauerhafte Überprüfung und Anpassung zwingend erforderlich macht. Durch die Individualisierung der Therapie erhöht sich die Patientenzufriedenheit (vgl. Petursdottir et al., 2010, S. 1014 ff.).

Ein inhärentes Therapieziel vieler psychologischer Interventionen ist die Stärkung des sozialen Erlebens sowie des Gefühls, mit der Erkrankung nicht alleine zu sein (vgl. Lederbogen/Ströhle, 2012, S. 1455). Betrachtet man die zu diesem Thema veröffentlichte Literatur, so scheint die soziale Unterstützung eine wichtige Säule der Stressreduktionen zu sein. Heinrichs et al. konnten 2003 zeigen, dass der Kortisolspiegel der Probanden, als laborchemischer Stressmarker, bei einem durchgeführten Stresstest niedriger lag, wenn ein guter Freund in der Vorbereitungsphase anwesend war (vgl. Heinrichs et al., 2003, S. 1389 ff.).

Holt-Lunstad et al. (2010) machten in ihren Untersuchungen eine beachtenswerte Entdeckung: Sie zeigten, dass ein dichtes Netz guter sozialer Bindungen sogar eine protektive Wirkung hinsichtlich der Gesamtmortalität hatte. Andererseits wissen wir aus der gesundheitspsychologischen und Sozialisationsforschung, dass kaum etwas Lern- und Umlernprozesse so stark negativ beeinflusst wie ein soziales Umfeld, das in Gestalt relevanter Bezugspersonen (z. B. Eltern, Vorgesetzte, Ehe-/Lebenspartner) die Lernfortschritte nicht nur nicht zur Kenntnis nimmt, sondern negativ sanktioniert (vgl. Schnabel/Bödeker, 2012, S. 163). So belegt die Studie von Fleury et al. (2004), dass 7 % der Patienten mit einer koronaren Herzerkrankung die fehlende soziale Unterstützung als einen hemmenden Faktor bei der Durchführung ihrer Lebensstilmodifikation sehen (vgl. Fleury et al., 2004, S. 296 ff.).

Hieraus ist die Konsequenz abzuleiten, dass nicht nur die Beziehungsverflechtungen erfasst, sondern Barrieren, die sich hieraus ergeben, frühzeitig kommunikativ angegangen werden müssen. Es ist sinnvoll, dass die Bezugspersonen in den Compliance-Prozess integriert werden (TTM: social liberation). Die Bezugspersonen (z. B. Lebenspartner) sollten zur aktiven Unterstützung der Lebensstilmodifikation ebenso angehalten werden, wie zum aktiven Feedback gegenüber dem Patienten und Arzt. Das positive Feedback der Bezugsperson ist ein vielversprechender Verstärker der Motivation. Das gesamte soziale Umfeld kann in die Lebensstilmodifikation einbezogen werden. So erfüllt die Verabredung zum Sport zwei Aufgaben – die Pflege des Freundeskreises und die Verbesserung der kardio-respiratorischen Fitness.

Der **Zusammenhalt** von Arzt und Patient (vgl. Zitat von Ford) basiert auf der Nutzen-Aufwand-Abwägung des Patienten (vgl. Abb. 2.3). Sie muss vom Patienten positiv bewertet werden, um eine Handlungskonsequenz im Sinne der Compliance zu ermöglichen bzw. eine Basis für eine nachhaltige Zusammenarbeit aufzubauen. Seitens des Patienten wird eine Selbstwirksamkeitserwartung aufgebaut, die auf der Zuversicht (confidence) der langfristigen Verhaltensänderung basiert. Es wird gemäß des TTM das sogenannte Handlungsstadium (action) auf Grundlage der Selbstneubewertung (self-reevaluation) eingeleitet.

Um einen Zusammenhalt für den u. a. affektiv getriggerten Compliance-Prozess aufzubauen, ist sicherlich das aktuell noch häufig vorherrschende autoritär-hierarchische Verhältnis zwischen Arzt und Patient als starres Sender-Empfänger-Schema kontraproduktiv. Wie bereits in Kapitel 2 erwähnt, ist der Patient als Co-Produzent der Dienstleistung anzusehen. Da für die Dienstleistungserstellung der Input des Arztes und des Patienten elementar sind, ist auf ein partnerschaftliches Verhältnis (vgl. Kapitel 1.3: Empowerment, Alliance, Concordance, Accordance) zu achten. Es sollte sich eine Konkordanz zwischen ärztlichem Anliegen und Patientenerwartung einstellen.

Gerade durch die Partizipation des Patienten kann dessen Motivation positiv beeinflusst werden, denn sie steigert das Selbstvertrauen. Dieses wiederum fördert die Arbeitsleistung und damit den Input des Patienten als Co-Produzent. Auch fördert Partizipation das Commitment (Akzeptanz) für den Input des Arztes. Angriffe auf das Selbstwertgefühl des Patienten (z. B.: „Andere schaffen das schneller als Sie") sind zu vermeiden. Ebenfalls sollte auf angsterzeugende Strategien oder Drohungen verzichtet werden. Das Ziel ist, über eine authentische und glaubhafte Kommunikation den Patienten zu einem eigenverantwortlichen und selbstwirksamkeitsüberzeugten Umgang mit seiner Gesundheit zu motivieren (vgl. Schnabel/Bödeker, 2012, S. 184). Der Ansatz liegt hier in der kommunikativ unterstützten Verhaltens- und Einstellungsveränderung des Patienten gegenüber dem Thema Prävention.

Hierzu ein kleiner Exkurs: Was können wir in diesem Zusammenhang z. B. von Apple oder Nespresso lernen? Diese Produkte vermitteln ein Lebensgefühl, eine Ästhetik und sind in ihrer Konsequenz auch ein Statussymbol. Kann nicht auch die Gesundheit in unseren Augen ein Must-have werden?

Hierzu erscheint der **Ansatz des kommunikativ vermittelten Produkt-/Leistungsnutzens** zur Einstellungsveränderung des Patienten gegenüber der Prävention Erfolg versprechend. Unterstützt werden kann dieser Prozess des Patienten durch eine vom Arzt angeregte Reflexion der persönlichen Wertvorstellungen in Bezug auf Gesundheit, Vitalität, Lebensqualität.

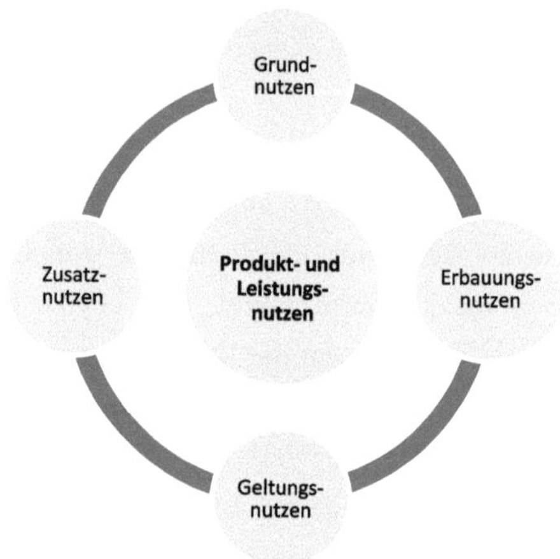

Abbildung 4.1: Elemente des Produkt-/Leistungsnutzens der individualisierten Compliance-Optimierung zur nachhaltigen Effektivitätssteigerung der Sekundärprävention

Konkret bedeutet das:

Produkt-/Leistungsnutzen	
Grundnutzen	Gesundheit, Leistungsfähigkeit, Verhinderung von Folgeerkrankungen, Erreichen einer vollständigen Funktionalität
Zusatznutzen	Lebensqualität, Vitalität, Erhalt von Selbstständigkeit, soziale Integration durch Teilhabe am sozialen Leben durch Vermeidung von Hospitalisierung
Erbauungs-nutzen	gesundes Aussehen, Sexappeal
Geltungs-nutzen	gepflegtes Aussehen als Zeichen von Bildung und wirtschaftlicher Unabhängigkeit → sozialer Status

Tabelle 4.1: Konkretisierung der Elemente des Produkt-/Leistungsnutzens

Die **Gesundheitskommunikation** sollte hauptsächlich **gesundheitsorientiert** und **nicht krankheitsorientiert** geführt werden, um den Grund- und Zusatznutzen von Gesundheit, Leistungsfähigkeit, Lebensqualität und Vitalität zu betonen. Die Prävention und damit die Gesundheit sollte zu einer persönlichen Präferenz werden mit der hieraus resultierenden **interessenorientierten Informationsbeschaffung**.

Der Fokus sollte daher auf die Stärkung der individuellen Ressourcen und der Förderung der Motivation zu Verantwortungsübernahme für die eigene Gesundheit ausgerichtet sein. Hierzu sollten belohnungspädagogische und positiv verstärkende Mittel eingesetzt werden. Durch Integration des Patienten in die Behandlungsentscheidungen lassen sich Behandlungs- und Medikationsfehler vermeiden.

Es sei an dieser Stelle auch angemerkt, dass durch Setzen und Besprechen von Zielen die Motivation und damit die Compliance gesteigert werden kann. Nach der Goal-Setting-Theory von Locke und Latham (1990) ist eine „smarte" Zielsetzung die Voraussetzung für den Erfolg. SMART – steht für:

- **S**pecific: Ziele müssen spezifisch sein – d. h. konkret formuliert und auf den Lebenslauf des Patienten ausgerichtet.
- **M**easurable: Messbarkeit der Ziele – d. h. Definieren von möglichst objektiven Kriterien, anhand derer der Erfolg messbar ist.
- **A**ttractive: Die Ziele sollten für den Patienten interessant sein – d. h. die Ziele sollen auf Grundlage des Produkt– und Leistungsnutzens für den Patienten erstrebenswert sein.
- **R**ealistic: Die Zielerreichung muss mit den vorhandenen Ressourcen erreichbar sein – d. h. die Ziele müssen an das Potenzial der Therapie und die Fähigkeiten des Patienten angepasst sein.
- **T**erminated: Die Zielerreichung sollte terminiert werden – d. h. einzelne Ziele der angestoßenen Therapie sollten in bestimmten, festgelegten Zeiten erreichbar sein.

Nach dieser Theorie (vgl. Merz, 2011, S. 39)

- wird das menschliche Handeln von Zielen beeinflusst.
- führen spezifische Ziele zu besseren Leistungen.
- muss der Zielinhalt verstanden werden, dann gibt es keinen Unterschied zwischen selbst gesetzten und zugewiesenen Zielen.

- entfalten herausfordernde Ziele in Kombination mit einer Rückmeldung eine stärkere Leistungswirkung und werden besser erreicht, wenn Patienten sie akzeptieren (Zielbindung).
- dürfen Ziele nicht überfordern und müssen den individuellen Kompetenzen angepasst sein.
- hängt die Zielerreichung vom Selbstwirksamkeitsgrad ab.

Laut dieser Theorie ist das Ziel nicht das Endprodukt einer Handlung, sondern bestimmt und reguliert die Handlung selbst. Locke und Latham untersuchten die These, ob es eine Verbindung zwischen den aufgestellten Zielen und der realisierbaren Leistung gibt (vgl. Locke/Latham, 1990). Der Hintergrund dieser Theorie liegt darin, dass bewusstes Verhalten einen Zweck erfüllt und von individuellen Zielen gesteuert wird. Locke und Latham zeigten, dass Motivation und Zufriedenheit in einer Wechselbeziehung zum Leistungserfolg stehen. Der Leistungserfolg spiegelt sich im Grad der individuellen Zufriedenheit wider. Ist nun die Zufriedenheit hoch – wird konsekutiv das Zielniveau erhöht und damit zum Verstärker der Leistungsbereitschaft. Untersuchungen zeigen, dass der direkt gemessene Einfluss der wahrgenommenen Wirkung von therapiekonformem Verhalten stärker ist als die initial wahrgenommenen Barrieren der Verhaltensabsicht (vgl. Schäfer, 2011, S. 169).

Weiter zeigt sich aber auch eine positive Verstärkung des Compliance-Prozesses durch die gefühlte Therapiewirksamkeit. Festzuhalten gilt aber, dass „der für die Erstellung der Compliance-Leistung konstitutive Input (…) durch den Transfer des Dienstleistungsergebnisses nur dann entsteht, wenn der Kunde das prozessuale initiative bzw. intermittierende Dienstleistungsergebnis intellektuell aufnimmt, verarbeitet und als Wissen speichert“ (Dullinger, 2001, S. 133). Diese Aussage impliziert, dass der Arzt via Kommunikationsmanagement ein positives Feedback der erzielten Ausführungsqualität formuliert und so den kognitiven Verarbeitungsprozess des Patienten unterstützt. Das heißt, es ist eine Kommunikation der Anerkennung und eine Visualisierung des Erfolgs zu fordern. Auch ist eine Regelmäßigkeit des Kontakts, abhängig vom individuellen Compliance-Prozess, zu fordern.

Hierdurch kann einer abfallenden Motivation oder sogar Frustration entgegengewirkt (vgl. Leer/Connor, 2010, S. 458 ff.) und die **Zusammenarbeit** optimiert werden. Festzuhalten gilt, dass aber nicht nur die Ausführungsqualität (vgl. Abb. 2.2) aus Arztsicht einen retrograden Trigger des Compliance-Prozesses darstellt. Auch das Resultat aus Patientensicht sollte in eine Art Selbstregulationsmechanismus (Self-Control) eingebunden werden, um die Motivation zur aktiven Mitarbeit bei der Erstellung des Prozesses zu erhöhen. Self-Control meint hier eine Selbststeuerung und -disziplin bei der Zielumsetzung.

Voraussetzung ist ein fundiertes Hintergrundwissen zu den erreichbaren Zielen und zur Schulung der Selbstbeobachtung, das im Arzt-Patienten-Gespräch vermittelt werden muss.

Fassen wir die Aussagen zusammen, so basiert der Erfolg des Compliance-Prozesses auf den Säulen Vertrauen, Verständnis, Zusammenarbeit und Therapieerfolg. Das Fundament der Säulen sollte eine systematische Gesundheitskommunikation sein.

4.1.2 Zielgruppenorientierte Informationsübermittlung

Wie bereits erwähnt, ist nach dem **Kommunikationsmodell** (SMCR-Modell) eine zielgruppenorientierte Informationsübermittlung (Receiver) für den Erfolg elementar. Neben der bereits unter 3.1 angesprochenen Marktsegmentierung mit den entsprechend definierten Zielgruppen wird an dieser Stelle die zielgruppenorientierte Informationsübermittlung vor dem Hintergrund von Alter, Geschlecht und Bildungsniveau angesprochen.

Aufgrund der hohen Prävalenz der KHK bei Patienten über 65 Jahre (vgl. hierzu Kap. 1) ergeben sich besondere Anforderungen an die Informationsvermittlung. Dies liegt begründet in der altersassoziierten Prävalenz von Seh-, Hör- und Gehbeeinträchtigungen. Ebenfalls zeigt sich mit ansteigendem Alter eine verlangsamte kognitive Verarbeitung von neuen Informationen (vgl. Petterson et al., 1994, S. 111).

Diese Faktoren müssen Berücksichtigung bei der Informationsübermittlung finden (vgl. Cooper, 1994, S. 249). Es zeigt sich, dass gerade ältere Patienten den Arzt als direkte Informationsquelle bevorzugen und seine Empfehlungen seltener hinterfragen (vgl. Petterson et al., 1994, S. 111).

Geht es um die Medienauswahl bei den älteren Patienten, so bevorzugen diese schriftliches Informationsmaterial, da so die Aufnahme und kognitive Verarbeitung der präsentierten Informationen über die individuelle Lesegeschwindigkeit an die individuelle kognitive Aufnahmefähigkeit angepasst werden kann (vgl. Härtl-Kasulke, 1998, S. 79).

Trotz der hier erläuterten Hindernisse der Informationsaufnahme für ältere Menschen, zeigt sich in der Praxis im Vergleich zum jüngeren Patienten ein hohes Interesse an Gesundheitsinformationen. Daher ist die Weitergabe von schriftlichem, die Arztkonsultation ergänzendem Informationsmaterial, insbesondere für die Patienten, die älter als 60 Jahre alt sind, anzustreben. Inhalte sind krankheitsbezogene Themen wie Ätiologie der Erkrankung, Risikofaktoren und Therapieverfahren. Um den Patienten nicht mit der Informationsmenge zu überfordern, ist auf eine selektive Weitergabe, angepasst an die individuellen Begebenheiten, zu achten.

Ein Ansatz könnte darin liegen, Informationen z. B. von der Deutschen Herzstiftung oder ähnlichen Verbänden neben selbst erstellten Texten als Worddatei in einer Datenbank zu speichern. In Abhängigkeit von der individuellen Situation können ausgewählte Texte in Form eines PDFs individuell zusammengestellt und mit einer persönlichen Ansprache versehen werden. Ergänzt werden sollten diese Informationen um Kontaktdaten und Adressen von Selbsthilfegruppen, Herzsportgruppen, Antistresstrainings und Ernährungsberatungen.

Die Weitergabe sollte jedoch nicht unselektiert erfolgen, sondern sich nur auf die Adressen beschränken, bei denen bereits ein Kontakt bzw. eine Zusammenarbeit mit der Praxis besteht. Auch sollte seitens der Praxis auf entsprechende Qualitätskriterien der Angebote geachtet werden. Da die Krankenkassen sehr heterogen in der Unterstützung von speziellen Behandlungsangeboten sind, sollten die jeweils unterstützten Angebote bei der Individualisierung der Informationserstellung berücksichtigt werden.

Der Aktionsradius eines Menschen konzentriert sich mit zunehmendem Alter auf das häusliche Umfeld, was ebenfalls Auswirkungen auf die informationsvermittelnden Medien hat. So zeigten z. B. Börgel und Stadié, dass 70 % der Patienten ab 60 Jahren „so gut wie nie“ zu Kursen oder Vorträgen gehen (vgl. Börgel, 2003, S. 210; Stadié, 1987, S. 98). Auch lassen sich geschlechtsspezifische Unterschiede feststellen: Frauen stehen dem Thema Gesundheit offener gegenüber als Männer; sie lesen häufiger Artikel zum Thema „Gesundheit“ oder sehen sich im Fernsehen Gesundheitsbeiträge an (vgl. Börgel, 2003, S. 48).

Demgegenüber zeigen internationale und deutsche Studien jedoch eine schlechtere Überlebensprognose und höhere Sterblichkeit bei Frauen mit KHK als bei Männern. Neben möglichen biologischen Unterschieden wird vor allem das Versorgungssystem ursächlich benannt (vgl. Kuhlmann, 2005, S. 57). So sterben gerade jüngere Frauen (<50 Jahre) häufiger an einem Herzinfarkt und einem Re-Infarkt als Männer in ihrer Vergleichsgruppe.

Die Geschlechtsunterschiede gleichen sich mit dem Alter an und sind bei den über 75-Jährigen nicht mehr signifikant. Als Ursache werden hier stärker ausgeprägte Zusammenhänge zwischen Diabetes mellitus, arterieller Hypertonie und KHK, die im Geschlechtervergleich gegenläufigen Trends beim Rauchen, die Unterschiede in der psychischen Belastung, im Zugang zum Versorgungssystem sowie das insgesamt erheblich höhere Risiko für soziale Armut genannt (vgl. Kuhlmann, 2005, S. 59).

Im DMP für KHK finden geschlechtsspezifische Unterschiede keine ausreichende Berücksichtigung. Daher ist es wenig verwunderlich, dass Männer insgesamt mehr Medikamente (Standardmedikamente) zur Behandlung der koronaren Herzerkrankung verordnet bekommen als Frauen (vgl. Glaeske/Janhsen, 2003). Auch wenn Frauen sich häufiger mit der Gesundheit beschäftigen, ist zu fordern, dass gerade die Risiken und die Symptomatik der KHK und insbesondere die Symptomatik des Infarktes im Rahmen des Arztgespräches mit Männern wie Frauen gleichermaßen ausführlich besprochen werden sollten.

Studien belegen, dass sich Frauen häufiger als Männer sozial engagieren und so den Lebenspartner bei dessen Compliance unterstützen. Umgekehrt sieht dies häufig anders aus. Hier sind die Voraussetzungen der Unterstützung seitens der männlichen Bezugsperson (Lebenspartner) meist „nicht ideal“. Es erscheint daher sinnvoll, dem weiblichen Geschlecht die Angst vor dem Gebrauch der ärztlichen Notfallkonsultation zusätzlich zu nehmen. Der Lebenspartner sollte mit in das Kommunikationsmanagement eingeschlossen werden, um eine maximale Unterstützung im Compliance-Prozess zu ermöglichen. Hier ist eine Teilnahme am Arzt-Patienten-Gespräch in der Praxis zunächst wünschenswert.

Studien belegen, dass eine Beziehung zwischen dem Interesse an Gesundheitsinformation und dem Niveau des Gesundheitswissens sowie dem Bildungsniveau existiert. Die Arbeitsgruppe um Ettema et al. konnte aber zeigen, dass die Motivation, sich aufgrund der persönlichen Betroffenheit bzw. des persönlich wahrgenommenen Gesundheitsrisikos, Gesundheitswissen anzueignen, einen deutlich stärkeren Einfluss auf die gesundheitliche Informationsbeschaffung und -aufnahme hatte als der Bildungsgrad (vgl. Ettema et al., 1983, S. 516 ff.).

Die Studie von Ettema et al. zeigte auch im Hinblick auf das Thema Prävention kardiovaskulärer Erkrankungen, dass die Gruppe mit höherem Bildungsgrad ein größeres Wissen über Risikofaktoren hatte als die Gruppe mit niedrigerem Bildungsgrad. Im Vergleich zur krankheits- oder persönlichkeitsbedingten Motivation zeigte sich der Bildungshintergrund in dieser Studie aber als weniger relevant. Hieraus lässt sich ableiten, dass die krankheitsbedingte Motivation der Informationsbeschaffung weitgehend unabhängig ist vom Bildungsgrad und dass es bedingt durch die Motivation zu vergleichbaren Wissensständen kommen kann.

4.1.3 Beeinflussung von impliziten Einstellungen

Weshalb sich manche Patienten ungesund verhalten, ist vielschichtig und nicht nur durch mangelndes Gesundheitsbewusstsein oder genetische Prädisposition zu erklären. Oft stehen dem Wissen um die Vorzüge gesunden Verhaltens auch impulsive Verhaltenstendenzen gegenüber (vgl. Niemand/Fleischhauer, 2012, S. 107). Exemplarisch sei hier der Alkohol genannt, dessen schädigende Wirkung bekannt ist, der aber auch mit positiven Erlebnissen assoziiert sein kann. Hieraus ergibt sich, dass für die **Bewertung gesundheitsschädlicher Verhaltensweisen** auch die impliziten Einstellungen des Patienten Berücksichtigung finden müssen.

Einstellungen sind zunächst einmal Bewertungen von Objekten (vgl. Eagly/Chaiken, 2007, S. 582 ff.), die anhand von Dimensionen als gut oder schlecht, schädlich oder nützlich, angenehm oder unangenehm usw. abgespeichert wurden (vgl. Niemand/Fleischhauer, 2012, S. 107). Nach Greenwald et al. sind **implizite Einstellungen** der Selbstbeobachtung nicht zugängliche Spuren vergangener Erfahrungen, d. h. sie sind unbewusst (vgl. Greenwald/ Banaji, 1995, S. 4 ff.). Diese These wird aber zunehmend widerlegt. Demnach sind implizite Einstellungen vielmehr die automatisch abgerufenen Assoziationen, die spontan hervortreten und nur bedingt willentlich zu kontrollieren sind (vgl. de Houwer et al., 2009, S. 347 ff.; Niemand/Fleischhauer, 2012, S. 107). Das heißt, sie laufen mit geringem kognitiven Aufwand ab.

Demgegenüber sind **explizite Einstellungen** bewusste Einstellungen, die sich aber abhängig zeigen von individuellen Bedürfnissen, Motiven und Wünschen. Diese lassen sich kognitiv durch Wissenstransfer und Motivation via Kommunikationsmanagement beeinflussen. Um bei dem Beispiel des Alkohols zu bleiben: Der Patient weiß, dass Alkohol schädlich und ungesund ist, aber auch kommunikativ anregend wirken kann. Welche Einstellung der Patient zum Alkohol hat, hängt vom individuellen und bewussten Abwägen ab, das wiederum direkt abhängig von seiner Motivation und seinem Wissen ist. Hier kann der Patient eine Intention zielorientiert formulieren, die in der Folge das Verhalten beeinflusst. Diese Theorie der dualen Informationsverarbeitung wird nach Strack und Deutsch als **Reflective-Impulsive-Model** bezeichnet (vgl. Strack/Deutsch, 2004, S. 220 ff.).

Nach Wiers et al. können **kognitive, erlernte Fähigkeiten** eine Barriere für impulsive Gedanken und Motive (Impulskontrolle) darstellen (vgl. Wiers et al., 2010, S. 463 ff.). Voraussetzung für explizite Prozesse ist aber die Zeit für eine reflektierende Verarbeitung der Entscheidung.

Aus den Aussagen wird deutlich, dass die **impulsiven Entscheidungsprozesse** für den Erfolg der complianceabhängigen Dienstleistung elementar sind. Daher sollten sie vom Kommunikationsmanagement aufgegriffen und aktiv beeinflusst werden. Die Erfolgsformel liegt in der Generierung von positiven Assoziationen zu gesundem Verhalten. Hierzu kann der in Tabelle 2.8 aufgeführte Produkt- und Leistungsnutzen (vgl. dazu auch Abb. 4.1) die Basis bilden. Prävention sollte demnach nicht negativ belegt sein, sondern eine positive Assoziation erzeugen. Demnach sollte nicht die Intention „Krankheit verhindern“, sondern **„Gesundheit leben“** im Vordergrund stehen – oder anders ausgedrückt: Proaktive Gesundheit ist einfach, attraktiv und angenehm mit einer großen Portion Genuss möglich.

4.1.4 Informationsverhalten via World Wide Web

Wie bereits dargestellt liegt der Fokus der Informationsvermittlung beim älteren Patienten hauptsächlich im Dialog zwischen Arzt und Patienten. Zusätzlich werden gedruckte Informationsbroschüren als Informationsmedien bevorzugt. Die Nutzung des Internets lag in der Altersgruppe der 65-Jährigen im Jahr 2010 nur bei 31 %. In der Altersgruppe von 45 bis 64 Jahren nutzten 75 % der Haushalte das Internet (vgl. Czajka, 2011). Zwar zeigt sich für unsere Zielgruppe, aufgrund der bereits ausgeführten hohen Prävalenz der KHK bei über 65-Jährigen, eine geringe Internetnutzung, jedoch ist künftig von einer Steigerung der Nutzung auszugehen.

Das Internet bietet wie kein anderer Kanal die Chance, massenmediale und interpersonale Kommunikation zu verbinden (vgl. Bonfadelli/Friemel, 2010, S. 108 f.; Eysenbach, 2001, S. 205 ff.). Es verbindet die Vorteile der Reichweite und der Interaktivität, erwartet aber ein aktives Nutzungsverhalten der Zielgruppe. Potenziell ist das Internet in den Compliance-Prozess integrierbar, da es sowohl als Informationsquelle für gesundheits- und krankheitsbezogene Themen, als Plattform für Foren und Gemeinschaften von Betroffenen und als Distributionsmedium für Produkte und Dienstleistungen dient (vgl. Bonfadelli/Friemel, 2010, S. 109).

Das World Wide Web mit seinem Potenzial zur Informationsvermittlung im Sinne der Gesundheitskommunikation hier vollständig darzustellen, würde den Inhalt der vorliegenden Publikation sprengen. Es werden daher hier nur exemplarisch einzelne Bausteine beleuchtet, die den Compliance-Prozess individuell unterstützen können. Spezielle E-Health-Anwendungen, die die sportlichen Aktivitäten individuell fördern können, werden separat in Kapitel 4.2 aufgeführt.

Die Homepage einer Arztpraxis kann als Informationsquelle für die Patienten dienen. Vonseiten des Arztes ist es dazu jedoch nötig, die juristischen Formalien einzuhalten. Auf der Homepage könnten z. B. folgende weiterführende Inhalte integriert werden (vgl. UWebbing Internet Services, o. J.):

- sachliche Informationen zu besonderen Untersuchungen und Behandlungsverfahren
- Information über Untersuchungs- und Behandlungsmaßnahmen, die zur Vorbereitung der Patientin bzw. des Patienten für zweckmäßig erachtet werden
- Hinweis auf einzelne besondere Untersuchungs- und Behandlungsverfahren im Rahmen des Fachgebietes, die nicht den Kern der Weiterbildung ausmachen
- Wissenschaftliche Darstellungen sind berufskonform, soweit diese in Form und Inhalt der sachlichen Unterrichtung dienen
- Populärwissenschaftliche, medizinische Darstellungen sind erlaubt, wenn diese der Aufklärung und Information der Öffentlichkeit dienen, diese ein Interesse an Aufklärung und Information hat und die Ärztin bzw. der Arzt in der Darstellung in den Hintergrund tritt.

Internetforen und Communities für Bewegungsinteressierte sind keine innovative Erfindung mehr. Der Einbezug von sozialen Netzwerken in den individuellen Compliance-Prozess erscheint sinnvoll, wird aber dennoch zu selten genutzt. Bedarf die Initiierung von „Fitness Social Networks“ noch des Inputs des Arztes, so zeigen sich Netzwerke im Verlauf meist sehr stabil und autark.

Auch ein auf den Patienten zugeschnittenes Blended Learning zum Thema koronare Herzerkrankung via Praxishomepage wäre denkbar. Unter Blended Learning versteht man allgemein die Kombination von unterschiedlichen Methoden und Medien, etwa aus Präsenzunterricht und E-Learning (vgl. Gabler Verlag, o. J.). Es ermöglicht Lernen, Kommunizieren, Informieren und Wissensmanagement, losgelöst von Ort und Zeit in Kombination mit Erfahrungsaustausch und persönlichen Begegnungen im klassischen Präsenztraining und verbindet damit die Effektivität und Flexibilität der digitalen Lernformen mit der Face-to-Face-Kommunikation (vgl. Just, 2013, S. 173). Hierdurch könnte das Problem des zeitabhängigen Wissenstransfers in der Arztpraxis zumindest entzerrt werden. Das Arzt-Patienten-Gespräch hätte dann den nötigen zeitlichen Rahmen, um gezielte Fragen und Probleme zu erörtern. Weiter behindern aber noch zahlreiche juristische Vorgaben die Umsetzung via Praxishomepage trotz einzelner Vereinfachungen der Healthcare-Kommunikation durch die 16. Arzneimittel(AMG)-Novelle.

An dieser Stelle sei auch auf die **Online-Angebote** der einzelnen **Krankenkassen** und der Pharmaindustrie verwiesen. Ganz besonders hervorzuheben sind die Informationsangebote der Deutschen Herzstiftung (vgl. http://www.herzstiftung.de). Hier finden die Patienten neben Hintergrundinformationen zur Ätiologie, Pathogenese und Therapie der Erkrankung auch Hinweise zu Selbsthilfegruppen. Die Anbindung an Selbsthilfegruppen kann ein starker extrinsischer Trigger für die Motivation werden. Auch ist auf dieser Homepage ein Terminkalender integriert, der Veranstaltungen (Vorträge, Kurse und Seminare zu Herzerkrankungen) im individuellen Wohnumfeld anzeigt.

Online-Präventionsanzeigen zeigen Potenzial im Hinblick auf die Beeinflussung des Bewusstseins für Gesundheit. Neben der Wissensvermittlung liegt hier der Fokus auf der gesundheitsförderlichen Verhaltensänderung bzw. der Risikovorbeugung (vgl. Reifegerste et al., 2012, S. 257). Betrachtet man die Anzeigen aus dem Blickwinkel des klassischen Marketings, so erscheinen sie als geeignetes Tool zur Beeinflussung von Konsumentenentscheidungen (Patientenentscheidungen). Präventionsanzeigen sind meist ein integraler Bestandteil von Gesundheitskampagnen von Präventionsinstitutionen (z. B. Stiftungen, Vereine) oder von Krankenkassen.

Haben Stiftungen und Vereine meist gesellschaftliche Ambitionen, so verfolgen die Krankenkassen soziale und wirtschaftliche Ziele (vgl. Reifegerste et al., 2012, S. 257; Roski, 2009, S. 8 ff.). Der Schwerpunkt liegt bei den Krankenkassen eher auf einem proaktiven Lebensstil (Gesundheitsförderung), während die Präventionsinstitute eher das Verhindern von gesundheitsschädigendem Verhalten (Prävention) fokussieren. Online-Präventionsanzeigen erzielen durch Werbetechniken in Form von Personalisierungen (z. B. Stars als Testimonials), Emotionalisierungen (z. B. Lifestyle, Lebensqualität) und informierende Techniken eine nachhaltige Gesundheitskommunikation.

Diese Techniken sind individuell, in Abhängigkeit von den Interessen, Wünschen und Bedürfnissen der Patienten in den Compliance-Prozess zu integrieren, indem der Arzt auf diese Angebote im persönlichen Gespräch verweist. So könnte exemplarisch ein Patient, bei dem der Wissenstransfer bisher keine Bereitschaft zur Verhaltensänderung bewirkt hat, ggf. durch eine emotionale Technik mithilfe von sogenannten Key Visuals zur Verhaltensmodifikation bewegt werden.

Bei den Gesundheitsinformationen gilt aber der Grundsatz: „Wer nicht weiß, wohin er will, muss sich nicht wundern, wenn er ganz woanders ankommt.“ (Doppler, 2011, S. 211)

Trotz der zahlreichen Informationsangebote bleibt der Arzt der zentrale Ansprechpartner für den Patienten. Damit ist er sowohl Lotse als auch Kapitän der Informationsübermittlung auf Grundlage der individuellen Bedarfsanalyse. Die Informationsquellen müssen dafür sorgfältig selektiert werden, um eine patientengerechte Gesundheitsinformation zu ermöglichen.

Die Gesundheitskommunikation via World Wide Web verdeutlicht aber auch, dass der Arzt sich zu den Inhalten im Internet in regelmäßigen Abständen „updaten“ muss, um das Potenzial des Internets ausschöpfen zu können.

4.1.5 Digitaler Patientenbegleiter

Wie bereits in Kapitel 1 erläutert, ist die **nachhaltige und dauerhafte Lebensstilmodifikation** eine der tragenden Säulen für den Erfolg der complianceabhängigen Dienstleistung.

Da viele Patienten trotz der bisher vermittelten Maßnahmen mit der Veränderung ihres Lebensstils überfordert sind, wird an dieser Stelle das vom Fraunhofer-Institut für Software- und Systemtechnik für chronisch erkrankte Patienten entwickelte System des digitalen Patientenbegleiters vorgestellt, das just in time unabhängig von Ort und Zeit, bezogen auf die jeweilige Situation und das Profil des Patienten, Informationen und Hilfen bereitstellt (vgl. Heuwinkel, 2006, S. 252).

Digitale Patientenbegleiter sind kontextsensitive Informations- und Kommunikationssysteme und realisieren durch die Integration der personalisierten Software-Systeme auf ein mobiles Endgerät, z. B. ein Smartphone, ideal die Alltags- und Berufsanforderungen.

Durch die Integration des digitalen Patientenbegleiters in das medizinische Behandlungskonzept der Akutklinik und der ambulanten Weiterbetreuung wird ein durchgängiger Support des Patienten möglich. Nachfolgend werden der funktionelle Nutzen dieses Informationssystems sowie potenziell mögliche und zum Teil realisierte Inhalte beschrieben (vgl. Heuwinkel, 2006, S. 252):

- Verarbeitungsunterstützung: Wissenstransfer der krankheits- und therapiebezogenen Informationen – hierdurch lässt sich die asymmetrische Wissensverteilung ausgleichen.
- Dokumentationsunterstützung: Blutdrucktagebuch, Essprotokolle, Gewichtsverläufe, BZ-Tagesprofile können integriert werden.
- Kommunikationsunterstützung: Notfallnummern und direkte Ansprechpartner sind hinterlegt. Auch lässt sich die Krankengeschichte des Patienten technisch speichern, sodass diese im Notfall kurzfristig verfügbar ist.
- Social-Support: Anbindung an soziale Netzwerke, Fitness-Social-Networks, Serious-Games. Integration eines Patientenforums mit der Option des interaktiven Austauschs mit Experten.
- Organisationsunterstützung: Erinnerung an Medikamenteneinnahme, Organisation der Termine beim Arzt/Therapeuten. Die „Gesundheitsförderung“ wird Teil des sozialen Lebens und in dieses integriert.
- Entscheidungsunterstützung: Integration von z. B. der Patientenleitlinie Bluthochdruck – der Patient kann selbstständig die gemessenen Werte mit den geforderten bzw. empfohlenen Werten vergleichen und wird somit stärker in den Leistungserstellungsprozess (complianceabhängige Dienstleistung Prävention) integriert.

Es lässt sich festhalten, dass die Integration von mobilen Informationssystemen, auf Grundlage des beschriebenen Funktionsumfangs, einen nachhaltigen Nutzen für den Compliance-Prozess verspricht, da diese zahlreiche Wünsche und Bedürfnisse der Patienten just in time befriedigen können. Durch die Integration in ein Smartphone erscheint auch der Investitionsaufwand überschaubar.

4.2 Potenzial von Fitness-Social-Networks und Serious-Games

Gerade **E-Health-Anwendungen** zeigen das Potenzial der individuellen Optimierung der sportlichen Aktivität. So sind unzählige mobile Apps zum Thema „Fitness-Social-Networks" vorhanden, die Sport zum interaktiven sozialen Erlebnis machen und dem Patienten empfohlen werden können. Im Folgenden werden exemplarisch zwei Netzwerke genannt.

„RunKeeper" (www.runkeeper.com) eignet sich besonders für Jogger und Radfahrer. Die Laufzeiten der aufgezeichneten Route können u. a. auf Facebook gepostet werden – so ist eine Verstärkung der Motivation durch Anerkennung garantiert. Durch die via GPS aufgezeichnete Route wird auch der Wettkampfgedanke integriert. So können sich die User, auch wenn keine gemeinsame Trainingszeit gefunden werden kann, virtuell in ihrer Leistungsfähigkeit messen. Auch lassen sich mit dieser Anwendung Essgewohnheiten, Bewegungsrhythmus und sogar soziale Interaktionen registrieren und mit dem sozialen Netzwerk teilen. Weiterführende Informationen zu Ernährung und Sport sind auf Knopfdruck abrufbar.

Einen etwas anderen Weg geht das Netzwerk „Fitocracy" (www.fitocracy.com). Hier können die Benutzer (User) sich zunächst ein persönliches Profil erstellen – inklusive Bild. Es können, wie z. B. bei Facebook, Gruppen gegründet und Freundschaften geschlossen werden. Das Austauschen von sportlichen Aktivitäten und Fortschritten verspricht zusätzliche Motivation. Innovativ ist der Ansatz der Gewichtsreduktion. Die User können Fitnessübungen aussuchen, denen Punkte zugeordnet sind. Für jede erfolgreich absolvierte Ubung werden dem initial erstelltem Konto Punkte gutgeschrieben. In Abhängigkeit der gesammelten Punkte gelangt man in verschiedene Levels – analog eines Spiels. Natürlich können auch sogenannte „Achievements", d. h. „Fleißsternchen", die auf der User-Pinnwand sichtbar sind, gesammelt werden. Diese bringen die erbrachte Fitnessaktivität und -Intensität zum Ausdruck.

Weitere Anwendungen, die die Lebensstilmodifikation des Compliance-Prozesses im Hinblick auf die sportlichen Aktivitäten unterstützen können, sind die sogenannten „Serious-Games". Synonym werden die Begriffe Games for Health, Exergaming oder – zielgruppenorientiert – **Silver Gaming** (vgl.

Jäger/Weiniger, 2010) verwendet. Hiermit sind Computerspiele gemeint, mit denen die User ihre Fitness verbessern und ihre Gesundheit nachhaltig positiv beeinflussen können (vgl. Kliem/Wiemeyer, 2010, S. 37 ff.). Teilweise sind sie sogar für den therapeutischen Einsatz geeignet. Durch die Kombination aus Spiel, Spaß und Ernsthaftigkeit soll neben einem Wissenstransfer auch eine Verhaltensänderung erreicht werden. Zu erwähnen ist das Projekt „ErgoActive", das vom Lehrstuhl Multimedia Kommunikation der Technischen Universität Darmstadt entwickelt wurde (http://www.kom.tu-darmstadt.de und http://www.serious-games.tu-darmstadt.de/home_6/index.de.jsp). Als „Eingabegerät" dient hier ein Ergometer.

Ziel der zahlreichen entwickelten Minispiele ist es, auf spielerische Art und Weise das sportliche Training zu unterstützen und eine Motivation zur nachhaltigen sportlichen Betätigung zu fördern. Hierzu werden evidenzbasierte sportwissenschaftliche Trainingsprogramme in das Design der Minispiele integriert. Exemplarisch kann der User eine Etappe der Tour de France auf dem Ergometer erradeln. Es werden hierbei Dauer, Intensität und Belastung aufgezeichnet und in das Trainingsprogramm integriert. Damit erfolgt das Training individuell in Abhängigkeit des aktuellen Trainingszustands. Zwei weitere integrierte Spiele sind „ErgoActive Taubenjagd" und „VitaBalance".

Bei der Taubenjagd steuert der User mit seiner Geschwindigkeit die Flughöhe der Taube, um auf unterschiedlichen Höhen Briefe einzufangen. Ziel ist es, ein Gefühl für Geschwindigkeit zu bekommen. Die intermittierenden Hochfrequenzphasen und die Motivation des Spielcharakters fördern die Ausdauer. Zu erwähnen ist, dass die Belastungssituationen an die kardiorespiratorische Leistungsfähigkeit angepasst werden.

„VitaBalance" ist ein weiteres Spiel und kombiniert Ausdauer- mit Geschicklichkeitstraining. Hier muss eine bestimmte Mindestherzfrequenz erreicht werden, um einen Clown auf einem Ballon zu halten. Zusätzlich müssen die herunterfallenden Ballons mit der Computermaus getroffen werden.

Natürlich können auch Spielkonsolen als Trainingsgeräte dienen, z. B. die „Wii-Spielekonsole" mit dem sogenannten „Balance Board". Diese Konsole mit seinen Eingabegeräten findet in jedem Haushalt Platz und kann effektiv zur Gewichtsreduktion und Steigerung der kardiorespiratorischen Ausdauer eingesetzt werden. Die soziale Unterstützung ist bei der Benutzung der Spielkonsole integrierbar.

4.3 Pharmakotherapie-Compliance individuell optimieren

Außerhalb klinischer Studien wird die Pharmakotherapie-Compliance nur selten bzw. unzureichend von den behandelnden Ärzten überprüft. Auch sind keine standardisierten Verfahren in der ambulanten Versorgung etabliert bzw. die Etablierung ist zeit- und kostenaufwändig. Allerdings verursacht die Non-Compliance der Pharmakotherapie neben immensen Kosten auch eine Steigerung der Mortalität und Morbidität als Folge der Grunderkrankung.

4.3.1 Messung der Non-Compliance der Pharmakotherapie

Die Methoden zur Erfassung von Non-Compliance in der Pharmakotherapie lassen sich in **direkte** und **indirekte Methoden** unterteilen.

Zu den **direkten Methoden** zählt man:

- beobachtete Einnahme (z. B. via Pflegedienst, Angehörige, Arzt)
- biochemische Methode – ermittelt die Konzentration der Medikamente bzw. deren Abbauprodukte oder eines Markers im Blut oder Urin (z. B. Digitalisspiegel)
- Bestimmung biologischer Marker (z. B. BNP = brain natriuretic peptide bei der Herzinsuffizienz)

Die direkten Methoden sind aufgrund der hohen Kosten und des nicht unerheblichen Aufwands sicher nicht als Standard in der Compliance-Kontrolle zu etablieren. Auch sei hier auf die Validität der biochemischen Methoden hingewiesen. Einflussfaktoren sind u. a. Halbwertszeiten, Nierenfunktion, Messzeitpunkte usw.

Unter die **indirekten Methoden** fallen:

- Fragebögen für Patienten
- Überprüfung der Anschlussverschreibungen von Rezepten
- Beobachtung der Wirkung
- Nachzählen von Tabletten (pill count)

- Patiententagebücher
- Verwendung von elektronischen Medikamentenbehältern

Auf den ersten Blick sind die hier dargestellten Methoden zunächst einfacher und günstiger als die dargestellten Tools der direkten Methoden. Auf den zweiten Blick fällt aber auf, dass z. B. durch Verwendung von Fragebögen, Nachzählen von Tabletten oder Patiententagebücher eine Manipulation durch den Patienten nicht ausgeschlossen werden kann. Studien belegen, dass die Verleugnung einer Non-Compliance nicht selten ist (vgl. Stephenson et al., 1993, S. 2779 ff.). Auch scheinen Patienten eher ihre Compliance zu überschätzen, auch wenn sie Angaben nur über die letzten acht Tage machen müssen (vgl. Haynes et al., 1980, S. 757 ff.)

Allerdings erscheint die Überprüfung der Anschlussverschreibungen ein sehr valides Instrument zur Erfassung der Non-Compliance darzustellen. Voraussetzung ist aber, dass der Patient ausschließlich und regelmäßig von derselben Apotheke betreut wird. Hierzu ein Zitat von Kojda:

> „Wenn Apotheken mit Unterstützung der heutigen EDV-Möglichkeiten Geburtstagsgrüße versenden, wäre es doch auch denkbar, ausgewählte Patienten nach Rücksprache daran zu erinnern, dass eine neue Verschreibung notwendig wird.“ (Kojda, 2008, S. 128)

Eine ähnlich gelagerte Möglichkeit ist, dass der behandelnde Arzt in die Krankengeschichte die Abgabe der Medikamente oder der Verschreibung der Rezeptur einträgt. Anhand dieser Eintragung und des vorhandenen Wissens über die verordnete Packungsgröße lässt sich das Intervall der Neuverordnung berechnen. Kommt der Patient jetzt früher, um sich ein neues Rezept ausstellen zu lassen, lässt dies auf eine eigenständige Erhöhung der Dosis (ggf. Überdosierung) schließen. Kommt der Patient regelmäßig zu spät, um sich ein neues Rezept ausstellen zu lassen, so liegt hier die Vermutung einer Non-Compliance nahe. Ein Kritikpunkt dieser indirekten Methode ist aber, dass anhand des Verschreibungsintervalls keine Aussagen zur Einnahme zum richtigen Zeitpunkt (timing compliance) und Reihenfolge der Einnahme getroffen werden können.

Die Einführung der elektronischen Medikamentenbehälter in den 1980er-Jahren hat zu zahlreichen wissenschaftlichen Erkenntnissen der Erforschung der Non-Compliance beigetragen. Daher wird dieses Verfahren häufig in der Literatur als „Goldstandard" definiert (vgl. Urquhart, 1996, S. 8 ff.). In der einfachsten Form besteht dieses sogenannte Medical-Event-Monitoring-System (MEMS) aus einem Tablettenbehälter mit integriertem Mikrochip im Deckel. Öffnet der Patient den Deckel, registriert der Chip Tag und Zeit und diese Handlung wird dann als eingenommene Medikamentendosis gewertet. Hierbei kann natürlich nicht ausgeschlossen werden, dass der Patient das entnommene Medikament verwirft und damit die Einnahme überschätzt wird.

Ziehen wir ein Resümee aus den hier dargestellten Messmethoden, so ist festzuhalten, dass die direkten Methoden teuer und aufwendig sind, und die Mehrzahl der indirekten Methoden günstig, aber vertrauensabhängig sind. Festzuhalten ist aber auch, dass die Pharmakotherapie evidenzbasiert die Prognose der Patienten verbessern kann. Daher erscheint die Kontrolle der Persistenz, als Voraussetzung der Ausführungsqualität, eine zu fordernde Aufgabe des betreuenden Arztes. Dass diese Aufgabe sinnvoll an das ärztliche Assistenzpersonal delegiert werden kann, wird in Kapitel 5 durch die Implementation eines medizinischen Compliance-Managers belegt.

Anzumerken bleibt, dass sich die oben genannten Methoden isoliert auf die Compliance in Bezug zur Pharmakotherapie fokussieren. Rückblickend auf Kapitel 1.2.6 wissen wir aber um den Stellenwert der Lifestyle-Modifikation additiv zur Pharmakotherapie in der Sekundärprävention. Hier stellt sich also ebenfalls die Frage nach validen Tools zur Bewertung. Analog zur Pharmakotherapie kann bei Evaluation der Compliance im Hinblick auf die Lifestyle-Modifikation zwischen direkten und indirekten Methoden unterschieden werden.

Eine direkte Methode ist z. B. die Bestimmung des Körpergewichts bzw. Messung des Taillenumfangs. Hieraus können relative Rückschlüsse auf die körperliche Aktivität und die Ernährung gezogen werden. Biochemische Methoden erscheinen hier aufgrund der Interferenz mit der Pharmakotherapie ungeeignet, da z. B. der Effekt der körperlichen Aktivität auf die Veränderung der laborchemisch bestimmten Cholesterinwerte im Vergleich zur medikamentösen Therapie mit einem Statin nicht rausgerechnet werden kann.

Naheliegend ist eine kombinierte Betrachtung von direkten und indirekten Methoden, z. B. in Form eines Patienteninterviews oder Patiententagebuchs, zur Bewertung der Ausführungsqualität der Compliance.

4.3.2 Verbesserungsfaktoren für die Pharmakotherapie-Compliance

Da der tägliche Aufwand der Pharmakotherapie und die damit assoziierten Einschränkungen ebenfalls via Nutzen-Aufwand-Abwägung im Compliance-Prozess bewertet werden, sollte dieser an die individuellen Bedürfnisse und Voraussetzungen angepasst werden. Faktoren, die zur Verbesserung der Persistenz und Ausführungsqualität der Pharmakotherapie-Compliance führen, sind u. a.:

- Einnahmezeitpunkte an Alltagsaktivitäten und Arbeitsalltag anpassen – falls möglich aber morgendliche Einnahme bevorzugen
- „Ritualisieren" der Einnahme (z. B. zum Frühstück oder Abendessen, vor dem Zähneputzen)
- möglichst wenige Einnahmezeitpunkte
- bei Polypharmakotherapie Erstellen eines übersichtlichen Einnahmeplans, der an einem markanten Ort, wie am Kühlschrank, sichtbar angebracht wird
- Anzahl der Tabletten nach dem Motto „so viel wie nötig, so wenig wie möglich" – Kombinationspräparate bevorzugen
- Dosierung der Pharmakotherapie des geriatrischen Patienten nach dem Motto: „Start low, go slow!"
- Medikamente via 7-Tage-Dispenser einnehmen – so kann eine Selbstkontrolle bzw. Fremdkontrolle, z. B. durch Familienangehörige, erfolgen
- ausführliche Erläuterung der Therapie (Nutzen und Wirkungsweise, potenzielle Arzneimittelnebenwirkungen)

- Arzneimittelnebenwirkungen regelmäßig abfragen (Anmerkung: Da Impotenz als UAW ein starker Trigger der Pharmakotherapie-Non-Compliance des Mannes ist, diese aber aufgrund des Schamgefühls nur selten kommuniziert wird, sollte diese Nebenwirkung dezidiert abgefragt werden.)
- Medikamente mit günstigem Nebenwirkungsprofil bevorzugen, Wechselwirkungen und Kontraindikationen beachten
- Pharmakotherapie evidenzbasiert verordnen
- Höhe der Medikamentenzuzahlungen im Auswahlprozess der Pharmakotherapie beachten
- bei unzureichender Pharmakotherapie-Compliance, insbesondere bei Polypharmakotherapie, gegebenenfalls Integration eines Pflegedienstes
- Familienmitglieder als Verstärker und Unterstützer mit in die Pharmakotherapie integrieren

4.4 Telemonitoring

An dieser Stelle sei das Telemonitoring erwähnt, da dieses System die Persistenz, Intensität und Ausführungsqualität des Compliance-Prozesses überwachen und somit dessen Erfolg positiv unterstützen kann.

Der Begriff Telemonitoring ist eine übergeordnete Bezeichnung für die verschiedenen klinischen Anwendungen zur elektronischen Übermittlung von Vitalparametern oder Selbstberichten des Patienten zum Arzt.

Die Vielfalt des Telemonitorings reicht von der einfachen verbalen telefonischen Kommunikation bis hin zur komplexen Übermittlung von Daten wie Blutdruck, Sauerstoffsättigung, Körpergewicht, Körpertemperatur und einem selbstständig abgeleiteten Elektrokardiogramm via Internetverbindung. Die Intensität des Telemonitorings kann diskontinuierlich oder kontinuierlich erfolgen.

Als **Zielkriterien** der Anwendung des Telemonitorings bei kardiovaskulär erkrankten Patienten lassen sich folgende Kriterien anführen: Reduktion der Gesamtmortalität, Rehospitalisierungsrate, gesundheitsökonomischer Nutzen, patientenbezogene Kriterien (u. a. Lebensqualität) (vgl. Schmidt et al., 2010, S. 132).

Metaanalysen zeigen einen Einfluss des Telemonitorings insbesondere bei Patienten mit chronischer Herzinsuffizienz auf die Reduktion der Mortalität (vgl. Schmidt et al., 2010, S. 137). So zeigte die Metanalyse von Clark et al. (2007), unter Einschluss von 14 Studien mit einer Beobachtungszeit von 3 bis 16 Monaten, eine Reduktion der Gesamtmortalität um 20 % und damit das positive gesundheitsökonomische Potenzial des Telemonitorings (vgl. Clark et al., 2007).

Wobei hier festzuhalten ist, dass sich keine signifikanten Unterschiede zeigten zwischen der isolierten Telefonnachsorge und dem elektronischen Monitoring von Vitalparametern. In Bezug auf die Rehospitalisation zeigte sich, dass das Telemonitoring bei Patienten mit vorliegender Herzinsuffizienz zu einer signifikanten Reduktion der Wiedereinweisungsrate führte (vgl. Chaudhry et al., 2007, S. 56 ff.).

Neben dem bereits erläuterten Nutzen sollte das Telemonitoring auch vor dem Hintergrund des herausgearbeiteten Produkt-/Leistungsnutzens der individualisierten Compliance-Optimierung Beachtung finden. Veranschaulichen werden soll dies am Beispiel des Projektes Partnership for the heart (vgl. http://www.partnership-for-the-heart.de). Bei dieser „Telemedical Interventional Monitoring in Heart Failure (TIM-HF)"-Studie übermittelten die Patienten täglich via Internet die gemessenen Blutdruckwerte, das Körpergewicht, ein Elektrokardiogramm (EKG) und eine Selbsteinschätzung des subjektiven Befindens. Hinzu kam ein monatlicher Belastungsgehtest, der mithilfe eines Aktivitätssensors gemessen wurde.

Durch die intensive Betreuung der Patienten mit vorliegender chronischer Herzinsuffizienz konnte zwar nicht für alle Patientengruppen eine signifikante Reduktion der Mortalität gezeigt werden, es zeigte sich aber eine Zunahme der Lebensqualität der Patienten durch die individualisierte und intensivierte Pharmakotherapie und Betreuung. Dies resultiert u. a. aus der geringeren Rehospitalisation bzw. Dauer der Rehospitalisation und der Tatsache, dass die Patienten im häuslichen Umfeld verbleiben konnten mit der konsekutiven sozialen Integration und dem Erhalt der Selbstständigkeit.

Auf Grundlage der täglich übermittelten Vitalparameter konnte die Pharmakotherapie individuell optimiert werden, sodass sich dies ebenfalls in der gesteigerten körperlichen Leistungsfähigkeit der Patienten zeigen ließ. Auch übernahmen die Patienten durch die aktive Vitalparameterbestimmung, den Umgang mit den verschiedenen Messwerten und die gecoachte Anpassung des Lebensstils eine aktivere und selbstbewusstere Rolle im Krankheitsmanagement. Sie wurden damit zum kompetenten Partner des Leistungsprozesses. Eine gesundheitsökonomische Evaluation dieses Projektes steht noch aus.

Dass die Telemedizin nicht die Arzt-Patienten-Beziehung schädigt, zeigt die Studie des Instituts Arbeit und Technik (IAT) (vgl. Hillienhof, 2012, S. 3).

4.5 Gesundheitsbezogene Verhaltensmodifikation durch Bonusprogramme

Mit Inkrafttreten der Gesundheitsreform im Januar 2004 können die Träger der gesetzlichen Krankenversicherung (GKV) gemäß § 65 a (1) SGB V Boni für gesundheitsbewusstes Verhalten ihrer Versicherten gewähren (vgl. Scherenberg/Greiner, 2008, S. 11). Hintergrund ist die Intention zu mehr Nachfrage nach Präventionsmaßnahmen, d. h. eine Verstärkung des erwünschten Gesundheitsverhaltens.

Bei den **Bonusprogrammen** unterscheidet man zunächst materielle und immaterielle Anreize. Ehrungen und Auszeichnungen sind Beispiele für immaterielle Anreize. Bei den materiellen Anreizen unterscheidet man (vgl. Scherenberg/Greiner, 2008, S. 72).

- monetäre Anreize – direkte und indirekte finanzielle Leistungen
  - Geldprämien
  - Geldwerte Prämien (z. B. Gutscheine)
- quasi-monetäre Anreize – indirekte finanzielle Leistungen
  - Sachprämien (z. B. T-Shirt, Buch)
  - Erlebnisprämien (z. B. Teilnahme an einem Sportevent, Wellness-Wochenende)

Da jede GKV unterschiedliche Bonusprogramme anbietet und diese sich auch mitunter ändern, müssen sie für jeden Patienten individuell und regelmäßig bei der Krankenkasse abgefragt werden, um die Anreize des Bonusprogramms für den Compliance-Prozess nutzbar zu machen. Auch haben die unterschiedlichen Bonusprogramme divergierende Anreizwirkungen. Erlebnisprämien (quasi-monetäre Anreize) haben eine sehr hohe Anreizwirkung. So resultiert z. B. aus einem sportlichen Event mit einem Prominenten ein hoher Attraktivitätswert, der zu einem Erinnerungseffekt führt.

Sekundär wird durch die Erlebnisprämie das Kontakt- und Prestigebedürfnis angesprochen (vgl. Scherenberg, 2012a, S. 199), was als Verstärker der Compliance-Leistung dienen kann. Demgegenüber weisen monetäre Anreize (z. B. Geldprämien) einen nur geringen Erinnerungswert auf. Bewirken Geldprämien durch die universelle Eintauschbarkeit zwar initial eine Befriedigung, so erschöpft sich diese jedoch in der Folge aufgrund des sich einstellenden Gewöhnungseffektes. Der Belohnungseffekt wird nicht mehr wahrgenommen.

Bei Sachprämien ist besondere Vorsicht geboten, denn Nichtgefallen der Prämie kann eine Gleichgültigkeit oder sogar eine negative Einstellung gegenüber dem Bonusprogramm bewirken.

Vor dem Hintergrund der sehr individuellen und stark schwankenden Bedürfnislage müssen daher die Krankenkassen einen sogenannten Anreiz-Mix aus wechselnden Bonusprogrammen bieten, um die Anreizwirkung nachhaltig zu steigern (vgl. Scherenberg, 2012a, S. 199). Hiermit sind verschiedene Typologien von Bonifizierungen gemeint, z. B. gebundene Prämien, gesundheitsaffine Prämien, individuelle Prämien, nicht gesundheitsaffine Prämien, kollektive Prämien (Familien) (vgl. Scherenberg/Greiner, 2008, S. 75). Dies ist dem Grundgedanken geschuldet, dass nur der Versicherte selbst seine Bedürfnisse kennt und seinen Nutzen maximieren kann.

4.6 Betriebliche Gesundheitsleistungen – eine Win-win-Situation

Nicht zuletzt durch die steigende Zahl von chronisch erkrankten Menschen haben Betriebe erkannt, dass das Engagement für die Gesundheit der Mitarbeiter neben der Reduktion von Krankenständen zu einer nachhaltigen Steigerung der Mitarbeiterzufriedenheit führt. Hieraus resultiert eine Steigerung der Produktivität und Wettbewerbsfähigkeit des Unternehmens. Eine unterstützte betriebliche Gesundheitsförderung kann daher die Attraktivität des Unternehmens steigern. So schreibt die Barmer GEK in ihrer Pressemitteilung im Dezember 2011 als Reaktion auf die in Auftrag gegebene Studie der „puls" Marktforschung GmbH Nürnberg: „Klassische Faktoren für die Attraktivität eines Arbeitgebers wie gutes Gehalt oder gute Aufstiegsmöglichkeiten bekommen zunehmend Konkurrenz durch gesundheitsfördernde Angebote." (Meyer-Maricevic, 2011) Durch Befragung von 1.008 Arbeitnehmerinnen und Arbeitnehmern konnten folgende Ergebnisse extrahiert werden:

- Durch die Gesundheitsförderung im Unternehmen wird die Loyalität signifikant gesteigert.
- In Betrieben, die Gesundheitsförderung anbieten, fühlen sich die Mitarbeiter wohl, haben keinerlei Absicht zu wechseln und zeigen insgesamt eine höhere Motivation.

Damit kann bei der betrieblichen Gesundheitsförderung von einer klassischen Win-win-Situation für das Unternehmen und den Mitarbeiter ausgegangen werden und letztlich auch für die Gesellschaft. Es stellt sich jetzt die Frage, wie die betriebliche Gesundheitsförderung in den Compliance-Prozess integriert werden kann. Hierzu erinnern wir uns an die obige These, dass die Therapie (Pharmakotherapie und Lebensstilmodifikation) an die Alltagsbedingungen und den Berufsalltag des Betroffenen „anzupassen" ist. Ist dies paradox, angesichts der Tatsache, dass wir hier von einer betrieblichen Gesundheitsförderung sprechen? Offensichtlich ist es erforderlich, dass die gemeinsam von Arzt und Patient erarbeitete Therapie durch die betriebliche Gesundheitsförderung unterstützt werden muss (Kooperation).

Dadurch steigt der Input (Intensität) des Patienten für die complianceabhängige Dienstleistung Prävention und die Persistenz des Prozesses wird unterstützt, was sich dann in einer höheren Ausführungsqualität niederschlägt.

Die Forderung nach **Kooperation** ist die Grundlage des Projektes „ÄrBeK – Ärzte und Betrieb als Kooperationspartner". Dieses Projekt wurde von der Abteilung Medizinische Soziologie des Instituts für Arbeitsmedizin, Sozialmedizin und Sozialhygiene der Universität zu Köln in Kooperation mit dem Zentrum für Versorgungsforschung Köln (ZVFK) und der Bertelsmann Stiftung durchgeführt. Ziel von ÄrBeK war es, Potenziale auszuloten, wie die Zusammenarbeit zwischen betrieblicher Gesundheitsförderung und niedergelassenen Ärzten intensiviert werden kann, damit die Gesundheit der Mitarbeiter/Patienten gefördert wird (vgl. Pfaff et al., 2009, S. 8). Hier wurde der sogenannte Setting-Ansatz gewählt, d. h., Ziel war es, die Strukturen des Orts zu nutzen, an dem sich der Mitarbeiter/Patient am meisten aufhält – also im Betrieb.

Eine Forderung ist die Integration eines Gesundheitsmonitorings in die vorhandenen Grundinfrastrukturen und die Optimierung der gesundheitsförderlichen, ressourcenstärkenden Arbeitsbedingungen sowie den Zugang zu inner- und außerbetrieblichen Gesundheitsförderungsangeboten wie etwa Bewegungs- und Ernährungsprogrammen. Durch die Kooperation von Betriebsärzten und ambulant tätigen Ärzten kann die Gesundheitsförderung individualisiert werden. Unternehmensführung und Abteilungsleiter sollten in den Prozess mit einbezogen werden (vgl. Pfaff et al. 2009, S. 14).

Die Aussagen verdeutlichen das vorhandene **Potenzial der betrieblichen Gesundheitsförderung für die Ausführungsqualität der in der Arztpraxis erbrachten complianceabhängigen Dienstleistung der Prävention**. Um dieses Potenzial auszuschöpfen, müssen die betrieblichen Angebote gezielt in den Compliance-Prozess integriert werden. Da sich die betriebliche Gesundheitsförderung individuell aber sehr heterogen darstellt, müssen die betrieblichen Angebote seitens der behandelnden Arztpraxis evaluiert werden. Wünschenswert wäre wie oben dargelegt ein Kontakt zwischen Betriebsarzt und ambulant betreuendem Arzt.

Vor dem Hintergrund, dass Leistungen nach dem Grundsatz „Krankheiten behandeln" und nicht „Krankheiten verhindern" gezahlt werden, erscheint die Umsetzung des intensivierten Kontaktes zumindest schwierig. Hier erscheint der Patient/Mitarbeiter als Katalysator bzw. Co-Produzent der Dienstleistung gefragt, der die Leistungen der betrieblichen Gesundheitsförderung abfragt und dem niedergelassenen Arzt kommuniziert. Das Potenzial der staatlichen Unterstützung der betrieblichen Gesundheitsförderung durch Lohnsteuerbefreiung bis zu 500 Euro pro Jahr und Mitarbeiter (§ 3 Nr. 34 EStG) sollte in Abhängigkeit der Bedürfnisse, Wünsche und Voraussetzungen des Patienten vom niedergelassenen Arzt individuell genutzt werden.

5 Medizinische Compliance-Manager (MCM) in der ambulanten Versorgung

Nachfolgend wird ein innovativer Vorschlag zur Etablierung eines medizinischen Compliance-Managers ausgeführt, der inhaltlich und begrifflich vom Autorenteam geprägt und entwickelt wurde.

Durch den Gesetzesentwurf zur Stärkung der Gesundheitsförderung und Prävention (Präventionsgesetz) im Dezember 2014 scheint die „sprechende Medizin“ den geforderten Stellenwert im Kontext der Prävention zu erhalten. Auch sieht das Präventionsgesetz vor, Leistungen der Krankenkassen zur Prävention und Gesundheitsförderung mehr als zu verdoppeln. Dazu soll der derzeitige Ausgabenrichtwert von 3,09 Euro auf 7 Euro angehoben werden, sodass die Krankenkassen künftig jährlich mindestens rund 490 Millionen Euro in Leistungen zur Gesundheitsförderung und Prävention investieren. Zu begrüßen ist auch die Forderung der zielgerichteten Zusammenarbeit der Präventionsakteure (vgl. Bundesministerium für Gesundheit, 2014).

Dieser Hintergrund schafft das Potenzial und die Möglichkeit zur Etablierung von innovativen Präventionsangeboten. Der hier erläuterte MCM ist ein multimodales und prozessorientiertes Konzept, das den Therapieprozess unterstützt und die vorhandenen Therapieangebote des Gesundheitsmarkts implementiert und vernetzt.

5.1 Hintergrund

Die bisherigen Ausführungen verdeutlichen die Komplexität des Compliance-Prozesses und offenbaren, dass die Non-Compliance keine Ausnahme ist, sondern ein weit verbreitetes Problem mit hohen finanziellen Belastungen für das Gesundheitssystem darstellt.

Die vorhandenen Strukturen, insbesondere die Disease-Management-Programme (DMP), erweisen sich im Verhältnis zum eingesetzten Kapital als wenig effektiv. Demgegenüber findet sich eine breite medizinische und gesundheitsökonomische Evidenz für den Einsatz der Sekundärprävention beim kardiovaskulär erkrankten Patienten. Auch zeigt sich eine nicht zu unterschätzende Heterogenität der Patienten, was eine zielgruppenorientierte Bearbeitung verlangt. Vor diesem Hintergrund erscheint die Forderung nach einer individualisierten Compliance-Optimierung in der ambulanten ärztlichen Betreuung zielführend.

Jedoch muss betont werden, dass eine Randnotiz zu Compliance im Arzt-Patienten-Gespräch hier nicht zum gewünschten Erfolg führen kann. Die Komplexität und Dimension des Compliance-Prozesses und die eingeschränkten zeitlichen Ressourcen des Arztes verlangen vielmehr eine **strukturelle Veränderung des Versorgungsprozesses**. Daher ist die Aufwertung des Stellenwertes der „sprechenden Medizin" im Kontext der Prävention im Entwurf des neuen Präventionsgesetzes sehr zu begrüßen.

Der hier vorgestellte Ansatz postuliert, dass durch die Nutzung der in der Praxis vorhandenen personellen Ressourcen eine nachhaltige Verbesserung der Versorgung der kardiovaskulär erkrankten Patienten zu erreichen ist. Darüber hinaus kann das Potenzial der Heterogenität der Mitarbeitenden, insbesondere der Mitarbeitenden mit Migrationshintergrund, mittels Diversity-Management für die Optimierung des Compliance-Prozesses genutzt werden.

Ein möglicher Ansatz dafür ist die **Implementierung von medizinischen Compliance-Managern (MCM) in der ambulanten Versorgung**.

MCM dienen den Patienten der Praxis als direkte Ansprechpartner zu Fragen der Primär-, Sekundär- und Tertiärprävention. Auf Grundlage des Marketingansatzes, der die Wünsche, Bedürfnisse und Anforderungen der Patienten berücksichtigt, erfolgt eine **Individualisierung der complianceabhängigen Dienstleistung Prävention**.

Ziel des Vorgehens ist es, die Gesundheit der Patienten nachhaltig zu erhalten und Gesundheitsausgaben zu senken. Die Basis dafür ist eine qualitätsgesicherte Versorgungsstruktur durch Verzahnung der behandelnden Ärzte (Hausärzte mit Fachärzten), der nicht ärztlichen Leistungserbringer und Kostenträger (GKV/PKV) und der privat bezahlten Präventionsleistungen.

Liegt der Fokus des Arztes auf der Therapieeinleitung und -anpassung, so ist die Aufgabe des MCM als Dienstleister die Unterstützung der Umsetzung, Kontrolle und Steigerung der Effektivität der complianceabhängigen Dienstleistung Prävention. Bei der Etablierung des MCM sollten die Grundsätze des Patient-Relationship-Managements berücksichtigt werden. Nachfolgend wird der Ansatz spezifiziert.

5.2 Modifikation des Compliance-Prozesses

Vor dem Hintergrund des Dienstleistungsgedankens wird der Compliance-Prozess modifiziert und angepasst. Ziel ist ein bedarfsorientierter Input der Arztpraxis (Arzt, MCM), um einen maximalen Output der complianceabhängigen Dienstleistung Prävention beim Konsumenten (Patienten) zu erhalten.

Ist die Phase der Dienstleistungstransaktion mit hauptsächlich passiver Partizipation des Patienten noch vollständig in ärztlicher Hand, so wird der eigentliche Compliance-Prozess und die Dienstleistungserstellung mit der proaktiven Teilnahme des Patienten hauptsächlich vom MCM gesteuert.

Voraussetzung für das Zustandekommen einer complianceabhängigen Dienstleistung ist die Annahme der ihr zugrunde liegenden Dienstleistungstransaktion durch den Kunden (vgl. Dullinger, 2001, S. 34). Diese Transaktion erfolgt vor dem Hintergrund des individualisierten Dienstleistungsangebots. Die nachfolgende Abbildung 5.1 zeigt die Phasen bis zum ärztlich definierten Dienstleistungsangebot. Dieses Dienstleistungsangebot formuliert in Abhängigkeit zur vorliegenden Erkrankung auf Basis der evidenzbasierten Medizin die Idealvorstellung der pharmakologischen Therapie und Lebensstilmodifikation. Es ist an den medizinischen Bedarf des Patienten angepasst, berücksichtigt aber noch nicht die Wünsche und Hemmnisse des Patienten, d. h., die Dienstleistung ist noch nicht individualisiert.

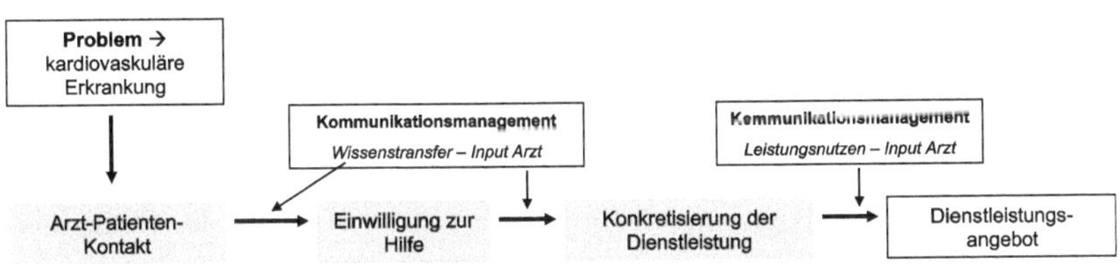

Abbildung 5.1: Phase der Erstellung des ärztlichen Dienstleistungsangebots

Der Prozess der Definition des Dienstleistungsangebots beginnt mit dem Problem des Patienten. Aus der Sicht des Marketings ist die Qualität und Verfügbarkeit der Produkte/Dienstleistungen einer Arztpraxis das wichtigste Erfolgskriterium.

Aus der Sicht der Kunden stellen Produkte/Leistungen in erster Linie eine Problemlösung dar. Hierzu muss zunächst das (medizinische) Problem erkannt werden und eine Einwilligung des Patienten zur Hilfe (Krankeneinsicht) vorhanden sein, um dann im nächsten Schritt eine Konkretisierung der Dienstleistung vornehmen zu können, die dann in der Ausarbeitung eines Dienstleistungsangebots endet.

Hierzu sind im Arzt-Patienten-Gespräch die Techniken des Kommunikationsmanagements, insbesondere die systematische Gesundheitskommunikation und die zielgruppenorientierte Informationsübermittlung anzuwenden. Aufgrund der Wichtigkeit des Erstkontaktes ist auf optimale Rahmenbedingungen für das Gespräch zu achten; insbesondere auf eine ausreichende Gesprächszeit. Im Vordergrund stehen bei den Gesprächen u. a. die **Vermittlung des krankheits- und therapiebezogenen Wissens und der Vertrauensaufbau**. Wissen ist ein zentraler Inputfaktor im Leistungserstellungsprozess und ist umso wichtiger, je komplexer die zu erstellende Leistung ist. Voraussetzung für die Einwilligung zur Hilfe ist der Abbau der asymmetrischen Wissensverteilung.

Liegt die **Einwilligung** bzw. die Bereitschaft zur Hilfe vor, so kann im nächsten Schritt die Dienstleistung konkretisiert werden. Hiermit ist die Etablierung der pharmakologischen Therapie und der Lebensstilmodifikation gemeint.

Hieraus abgeleitet wird dann das **Dienstleistungsangebot** spezifiziert. Ist dieses ärztlich unterbreitete Angebot noch wenig individualisiert, erfolgt dies in der darauffolgenden Phase der Dienstleistungserstellung via MCM.

Primäre Aufgabe des MCM ist zunächst eine **Anamnese (Situationsanalyse)** des Patienten-/Kundenproblems. Neben der Erfassung der Bedürfnisse müssen sehr konsequent die Fragen und Probleme der Herstellung und Aufrechterhaltung von Gesundheit kommuniziert werden (vgl. Schnabel/Bödeker, 2012, S. 187). So ist zu fordern, dass die Rahmenbedingungen des Patienten, nachdem sie erkannt wurden, akzeptiert werden und im nächsten Schritt in einem vom Kunden erwünschten Sinn zu beeinflussen sind (vgl. Dullinger, 2001, S. 37).

Das Potenzial des Kunden als Informations- und Ideenlieferant sollte genutzt werden. Das heißt, es geht zunächst darum, die Wünsche, Bedürfnisse und Ideen des Patienten zu erörtern, um sie dann mit den vorhandenen Rahmenbedingungen (interne und externe Trigger) zu vereinbaren.

Die **Individualisierung der Dienstleistung** erhöht die Wahrscheinlichkeit der Nachfrage (Akzeptanz und Einwilligung) und den Wunsch nach der Dienstleistung. Sie stellt damit die Weichen für Dienstleistungstransaktionen durch den Kunden.

Ebenfalls sollte der bereits ärztlich vermittelte **Nutzen der Prävention** aufgegriffen und um den, mit dem Patienten erarbeiteten Produkt- und Leistungsnutzen der Prävention ergänzt werden. Hierdurch kann eine emotionalisierte Zielvorstellung der Dienstleistung erreicht werden. Fazit: Es geht darum die Menschen dort abzuholen, wo sie stehen.

Die nachfolgende Abbildung 5.2 zeigt die Phase der Individualisierung der complianceabhängigen Dienstleistung Prävention mit dem Abschluss der Dienstleistungstransaktion. Der Output der Dienstleistungstransaktion ist der individuelle Input des Kunden bzw. Patienten für die Dienstleistungserstellung der Prävention.

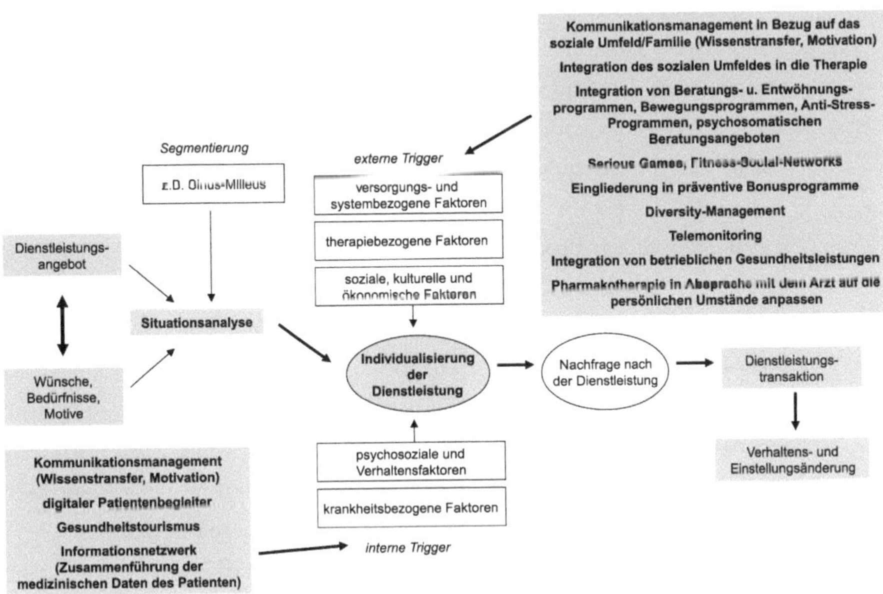

Abbildung 5.2: Phase der Individualisierung der complianceabhängigen Dienstleistung Prävention (gefettete Texte entsprechen dem Input des MCM)

Mit dem **Vollzug der Dienstleistungstransaktion wechselt der Patient von einer passiven in eine aktive Teilnahme**.

Entsprechend dem Uno-actu-Prinzip (vgl. z. B. Pepels, 2012, S. 1155) ist der Kunde jetzt Konsument und Co-Produzent in einer Person. Das heißt, „der Konsument/Patient vollzieht den Dienst an sich selbst, indem er die von ihm eingebrachte Leistungsfähigkeit an sich selbst erbringt, um eine nutzenstiftende Zustandsänderung an sich zu bewirken“. (Dullinger, 2001, S. 52)

In diesem Zusammenhang wird auch häufig von einem sogenannten Prosumer (Konsument und Produzent der Gesundheitsdienstleistung Prävention) (vgl. Weilguni, 2012) gesprochen. Das heißt aber auch, dass aus dem Patienten jetzt ein anspruchsvoller und informierter Kunde geworden ist. Dieser möchte zur Leistungserstellung motiviert werden. An dieser Stelle seien zwei Zitate angeführt, die die Notwendigkeit der Motivation unterstreichen: „Es ist noch nicht genug, eine Sache zu beweisen. Man muss die Menschen zu ihr auch noch verführen.“ (Friedrich Wilhelm Nietzsche, Morgenröthe). Der Schriftsteller Antoine de Saint-Exupéry schrieb: „Wenn Du ein Schiff bauen willst, so trommele nicht Männer zusammen, die Holz beschaffen, Werkzeuge vorbereiten, Holz bearbeiten und zusammenfügen, sondern lehre sie die Sehnsucht nach dem endlosen weiten Meer.“ (Antoine de Saint-Exupéry, Die Stadt in der Wüste/Citadelle).

Beide Zitate zeigen, dass die Motivation der Motor und das Ziel sind; die Vision ist der Treibstoff. Und selbiges gilt auch für den Patienten. Ziel ist es, den Patienten als Co-Produzent zur Leistungserstellung über die Schaffung einer Vision (vgl. Abb. 4.1) nachhaltig zu motivieren.

Visionen sind ein wirksamer Antrieb und liefern den Patienten die Motivation zur Leistungssteigerung. Sie definieren kurz-, mittel- und langfristige Ziele und sollten vom Arzt und MCM über den Leistungsnutzen der complianceabhängigen Dienstleistung Prävention geschaffen werden. Ziele erfordern eine konkrete Planung und Umsetzung sowie eine wirkungsvolle Kontrolle. Wichtig festzuhalten ist, dass die gesetzten Ziele realisierbar sein müssen.

Übertragen auf den Compliance-Prozess bedeutet dies, dass die gemeinsam mit dem Patienten definierten Ziele individualisiert werden müssen, da deutlich divergierende Ausgangsbedingungen (interne und externe Trigger) vorhanden sind.

Die Festlegung der Instrumente der individualisierten Compliance-Optimierung erfolgt demnach auf Basis der evidenzbasierten Therapie, des Potenzials der compliancerelevanten Marketingstrategien und -instrumente und des Umstands, dass das Budget (hier Leistungsbereitschaft des Patienten als Co-Produzenten sowie finanzielle und personelle Ressourcen der Arztpraxis) für die Umsetzung des Marketingkonzepts begrenzt ist. Die Instrumente sollten so gewählt werden, dass sie sich nicht gegenseitig behindern oder gar widersprüchlich sind. Sie sollten sich also komplementär zueinander verhalten.

Ein erfolgreiches Vorgehen erfordert neben der konkreten Planung und Umsetzung auch eine wirkungsvolle Kontrolle. Die Kontroll-, Koordinations- und Unterstützungsfunktion ist die hauptsächliche Aufgabe des MCM in der letzten Phase der Dienstleistungserstellung – die Phase der gelebten complianceabhängigen Dienstleistung Prävention (vgl. Abb. 5.3).

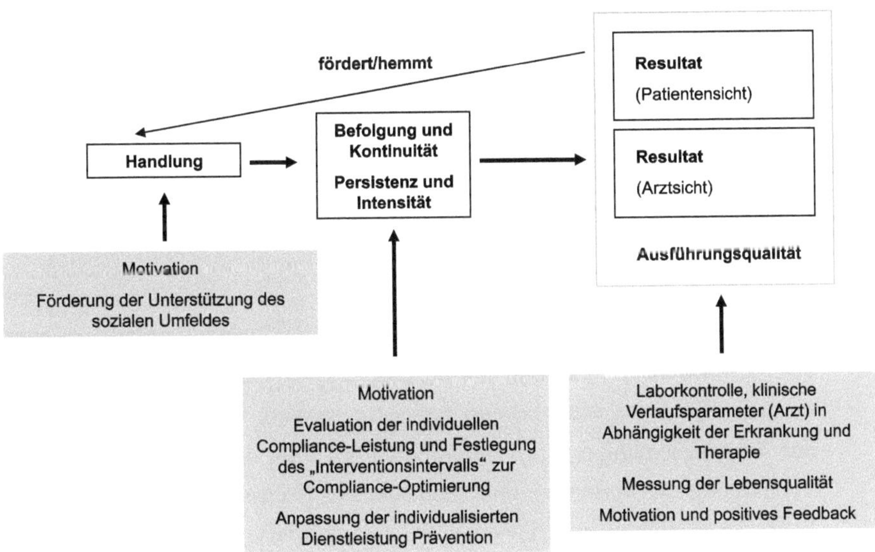

Abbildung 5.3: Phase der gelebten complianceabhängigen Dienstleistung Prävention

Zur Optimierung der Dienstleistung sollte das **Potenzial des Konsumenten/Patienten als „Organisational Consultant“** (Bettencourt, 1997, S. 386) oder **Qualitätssicherungsressource** (vgl. Lehmann, 1998, S. 838) aufgegriffen werden. Das Feedback zu Erfahrungen und Problemen kann genutzt werden, um die Dienstleistung anzupassen und das Ziel der Produktivitätssteigerung des Co-Produzenten (Patienten) zu erreichen. In diesem Zusammenhang ist aber auch der Konsument als „Substitute of Leadership“ (Bowen, 1983, S. 1; Dullinger, 2001, S. 48) hervorzuheben. Das heißt, der Konsument/Patient erstellt durch Lob, Anerkennung, fachliche Hinweise und emotionale Äußerungen ein Feedback, wodurch die Motivation und Zufriedenheit des Arztes und des MCM erhöht werden können. Durch die unbewusste Rolle des „Substitute of Leadership“ steigert der Konsument somit konsekutiv den Input von Arzt und MCM in der Dienstleistungserstellung.

Auch die aktive Motivation des Konsumenten via MCM ist eine der zentralen Aufgaben in der Phase der gelebten Dienstleistung Prävention, um das Ziel der Steigerung der Persistenz und Intensität zu erreichen. Durch einen regelmäßigen Soll-Ist-Abgleich der Persistenz und Intensität kann die aktuelle Compliance-Leistung beurteilt und den sich verändernden Ausgangsbedingungen individuell angepasst werden, um eine Optimierung der Produktivität zu erreichen. Durch die Evaluation der Ausführungsqualität (Labor, klinische Verlaufsparameter) erhält der Patient vom Arzt ein zusätzliches Feedback seiner Produktivität.

Da die subjektiv wahrgenommene Ausführungsqualität mit der vorliegenden Lebensqualität des Patienten korreliert, sollte diese ebenfalls gemessen und dem Patienten anschließend gespiegelt werden. Durch einen Vergleich der Ausgangsbedingungen mit dem aktuellen Zeitpunkt kann eine positive Verstärkung der Persistenz und Intensität der Dienstleistungserstellung des Patienten erreicht werden. Hierzu sollte die Schaffens- und Gestaltungsfreude des Patienten (vgl. Corsten, 1991, S. 173), also der Stolz etwas in Eigenregie erreicht zu haben, vom MCM verstärkt werden.

5.3 Messung des Compliance-Prozesses mittels Kennzahlen

Um ein optimales medizinisches Ergebnis der Dienstleistung Prävention mit möglichst geringen ökonomischen Ressourcen der Arztpraxis zu gewährleisten, ist ein zielgruppenorientierter Ansatz zu wählen. Das bedeutet, dass Patienten, die eine hohe Compliance-Leistung erbringen, seltener zur Compliance-Intervention in die Arztpraxis kommen müssen als Patienten mit einer niedrigen Compliance-Leistung.

Ein Ansatz ist die Etablierung einer Kennzahl/eines Scores, mit der/dem die Intensität und die Intervallhäufigkeit der Intervention via Konsultation des MCM und des Arztes festgelegt werden kann. Hier sei exemplarisch der selbst entwickelte **VI^{2}CTOR^{2}AN-Score** vorgestellt. Dieser Score ist nicht evidenzbasiert, sondern ein Konstrukt aus persönlicher klinischer Erfahrung und subjektiver Interpretation der vorhandenen Literatur.

Score	Parameter	Points
V	**V**arious Risk Factors (≥2 Risk Factors)	1 point
I	D**i**abetes Mellitus (N**I**DDM)	1 point
	Diabetes Mellitus (**I**DDM)	2 points
C	Constrained **C**omprehension	1 point
T	Adjus**t**ment Therapy	1 point
O	**O**ral Medication Compliance (<80 %)	1 point
R	**R**educed Life Quality	1 point
	Rehospitalisation	2 points
A	**A**ge (20–50 years)	1 point
N	Continued Consume of **N**icotine	1 point

Tabelle 5.1: VI^{2}CTOR^{2}AN-Score

Zur Erläuterung:

- Constrained Comprehension = eingeschränkte Krankeneinsicht
- Adjustment Therapy = angepasste Therapie
- NIDDM = Non-Insulin-Dependent Diabetes mellitus
- IDDM = Insulin-Dependent Diabetes mellitus
- Rehospitalisation wird aufgrund der häufig notwendigen Therapieanpassung mit 2 Punkten gewichtet; Diabetiker mit Insulintherapie aufgrund der häufig vorliegenden Komorbiditäten ebenso

Anhand der erzielten Punkte des VI²CTOR²AN-Score wird das **Intervall der Compliance-Optimierung** in der Arztpraxis vorgeschlagen:

Punkte	Intervallhäufigkeit der Compliance-Optimierung
≤2	Intervention 1x/Jahr
3–4	Intervention 1x/6 Monate
≥5	Intervention 1x/3 Monate

Tabelle 5.2: Interventionsintervalle zur Compliance-Optimierung auf Basis des VI²CTOR²AN-Scores

Da die Ausführungsqualität der Dienstleistung entscheidend von der Persistenz und Intensität der individuellen Lebensstilmodifikation abhängt, sollte der MCM folgende Fragen zu den individuell vorliegenden kardiovaskulären Risikofaktoren mit dem Patienten in verständlicher Weise erörtern:

1) Kennen Sie Ihre kardiovaskulären Risikofaktoren?
2) Verstehen Sie diese?
3) Welche Konsequenzen möchten Sie oder haben Sie festgelegt?
4) Was haben Sie bereits konkret verändert?

Das heißt, es geht um:

- Erkennen,
- Verstehen,

- Planen und
- Umsetzung.

Anhand des Informationsstands und der Ideen des Patienten sollte die Dienstleistung im laufenden Prozess optimiert werden.

5.4 Weitere Aspekte

In diesem Abschnitt geht es um weitere Aspekte, die zur Erhöhung der Compliance durch entsprechendes (MC-)Management beitragen können.

Die grundsätzliche Herausforderung besteht darin, mit geringen finanziellen Mitteln eine Optimierung der medizinischen Versorgung in der Arztpraxis zu erreichen. In Bezug auf die **Qualifikation** und die Anforderungen an den MCM und **die Implementation** des Managements in die Praxis bedeutet dies, dass zunächst die vorhandenen personellen Ressourcen (medizinische Fachangestellte) in der hausärztlichen Versorgung genutzt werden sollten, z. B. durch Qualifizierung/Fortbildung. Mittelfristig müssen weitere personelle Ressourcen innerhalb der Praxis geschaffen werden, um das gesamte Potenzial dieses Systems zu nutzen.

Um eine flächendeckend hohe Versorgungsqualität zu erreichen, müssen zusätzlich Organisationsstrukturen geschaffen werden, die sowohl die Weiterbildung der MCM als auch eine kontinuierliche Qualitätskontrolle und Evaluation der von ihnen angebotenen Maßnahmen gewährleisten.

Um der Komplexität des Compliance-Prozesses gerecht zu werden, sollte die Basis der Qualifikation in der Ausbildung zum Medizinischen Fachangestellten liegen. Hierauf aufbauend ist eine Weiterbildung zum MCM mit folgenden Inhalten denkbar:

Mögliche Weiterbildungsinhalte für MCM
spezielle Krankenlehre der chronischen Erkrankungen (hier im Speziellen KHK und Diabetes mellitus)
systematische Gesundheitskommunikation, Gesundheitscoaching, Patientencoaching
allgemeines Präventionsmanagement
Verhaltensmodifikation, Stabilisierung der Lebensstiländerung

Basiswissen zur Projektarbeit
Qualitätsmanagement
Gesundheitsmarketing
Patient-Relationship-Management
praktisches Einüben des Wissenstransfers, Vermittlungskompetenz, Überzeugungskraft

Tabelle 5.3: Mögliche Weiterbildungsinhalte für MCM

Strategien und Maßnahmen des **Diversity-Managements** sollten ebenfalls bei der Etablierung der MCM berücksichtigt werden. Gerade vor dem Hintergrund der hohen Anzahl der in Deutschland lebenden Menschen mit Migrationshintergrund und der damit einhergehenden großen kulturellen Unterschiede ist es naheliegend, dass sich für kundennah operierende Dienstleister erhebliche Vorteile ergeben, wenn Kunden von ihresgleichen angesprochen werden.

Parallel zur Implementation der MCM in die Arztpraxis sollten auch die **Corporate-Identity-Aspekte** berücksichtigt werden. MCM müssen angemessen in Aufbau und Pflege der Corporate-Identity-Maßnahmen integriert werden.

Wie bedeutend Corporate Identity – hier speziell Corporate Design – sein können, wird durch das nachfolgend angeführte Beispiel verdeutlicht:

Die Pharmafirma Altana Pharma AG hat für die Verpackung des Medikaments Pantozol® eine Red-dot-Auszeichnung (internationaler Design-Award) erhalten. Auslöser dafür war die Frage, wie ein Präparat, das in Wirkung und Verträglichkeit gute Daten liefert, weiter verbessert werden kann? Das brachte Andreas Klatt, Inhaber der Agentur DesignConnection in Stockach und Entwickler der Verpackung, auf den Punkt: „Indem man den Anwendern des Medikamentes (…) eine optimierte Packung anbietet, wodurch die Patientenzufriedenheit gesteigert und die Compliance verbessert wird." (Kranken-Pflege-Journal, 2006)

Eine weitere wesentliche Aufgabe des MCM liegt in der **Unterstützung der Netzwerkbildung** für den Patienten. Das Gesundheitsnetzwerk sammelt alle Patienteninformationen aus stationärer und ambulanter Versorgung und schafft es, Informationsasymmetrien abzubauen und damit u. a. Doppeluntersuchungen zu vermeiden und Therapieempfehlungen aufeinander abzustimmen. Ebenfalls unterstützt das Netzwerk aus Hausarzt, Kardiologe, Apotheke, Familie, Sportverein und Arbeitsplatz den Compliance-Prozess.

MCM-Dienstleistungen beinhalten damit das **Potenzial für Alleinstellungsmerkmale und Wettbewerbsvorteile bei relativ geringen Investitionskosten**. Durch die Implementation von MCM in die Praxis kann eine Imagesteigerung, eine Steigerung des Bekanntheitsgrads der Praxis sowie eine Steigerung der Patientenzufriedenheit mit konsekutiver Steigerung der Nachfrage ärztlicher Behandlung erreicht werden.

Die **Distribution** umfasst alle Entscheidungen, durch die die Dienstleistung dem Kunden zugeführt werden sollen. Da ein Großteil der Patienten über Empfehlung in eine Praxis kommt (indirekter Vertrieb), ist eine regelmäßige Kommunikation mit den Absatzmittlern (insbesondere Krankenhäuser, ambulante Pflegedienste, Pflegeeinrichtungen, Apotheken) notwendig. Eine persönliche Vorstellung des erweiterten Behandlungsangebots, z. B. im Rahmen einer Infoveranstaltung, wird empfohlen. Ein direkter Vertrieb erfolgt über die Mittel des Kommunikationsmanagements.

Es sei hier auch auf die Stellung der Mitarbeiter hingewiesen, die ebenfalls als „Absatzmittler" Berücksichtigung finden sollten. Die Stimulierungsstrategie sollte auf den Kunden fokussiert sein (Pull-Strategie). Aspekte des Marketing-Konzepts DFC (Direct From Consumer) müssen hier berücksichtigt werden.

Eine hohe Behandlungsqualität, eine hohe Dienstleisterqualität und eine hohe Innovationskraft bilden die Plattform für eine langfristige Nachfrage. Bei der Wahl der Instrumente des Kommunikationsmanagements und deren Umsetzung müssen die Rechtsvorschriften der Musterberufsordnung für Ärzte, das Heilmittelwerbegesetz, das Gesetz gegen unlauteren Wettbewerb und das Gesetz gegen Wettbewerbsbeschränkung beachtet werden, was allerdings die Möglichkeiten einschränkt.

Mithilfe der im Folgenden angegebenen Copy-Strategie werden das Leistungsversprechen, die Begründung und das angestrebte Ziele notiert. Den Orientierungsrahmen für die Kommunikationspolitik bildet die Corporate Identity:

Copy-Strategie	
Aspekt	*Umsetzung*
Positionierung	Präventionsmedizin ff „Gesundheit leben"
Consumer Benefit	Gesundheit, Lebensqualität, Vitalität, Leistungsfähigkeit (Performance-Optimierung), Verhinderung von Folgeerkrankungen
Reason why	individualisierte, innovative und nachhaltige Compliance-Optimierung
Tonality	Dienstleistungsgedanke (kundenorientiert, freundlich, hoher Service), hohe medizinische Qualität
Zielgruppe	Patienten mit chronischen Erkrankungen, Patienten, die Gesundheit proaktiv leben möchten

Tabelle 5.4: Copy-Strategie zur Compliance-Optimierung in der ambulanten Versorgung

Ein weiterer wesentlicher Gedanke liegt in der **Honorierung der Dienstleistung**.

Wie belegt, zeigen sich dramatische Anstiege der Patientenzahlen mit kardiovaskulären Erkrankungen. Die hieraus resultierende Polypharmazie und insbesondere die Notwendigkeit einer umfassenden und nachhaltigen Lebensstilmodifikation überfordern den Patienten und den betreuenden Arzt.

Die Implementation eines medizinischen Compliance-Managements in die hausärztliche Versorgungsstruktur kann nicht nur die medizinische Versorgung der chronisch kranken Patienten verbessern, sondern schafft durch die Reduktion der Kosten der Non-Compliance eine Senkung der Gesundheitsausgaben und steigert gleichzeitig die Produktivität in der Volkswirtschaft. Die Politik und die Akteure des Gesundheitswesens sind daher gefragt, die nötigen Mittel zur Anschubfinanzierung und eine leistungsorientierte Honorierung der Versorgungsstruktur bereitzustellen.

6 Zusammenfassung

Die Fortschritte in der Diagnostik, der interventionellen Therapie und der Pharmakotherapie zeigen immer kürzere Entwicklungszyklen, die nachhaltig die medizinische Versorgung verbessern. Bedingt durch diese High-Tech-Medizin und den demografischen Wandel in unserer Gesellschaft kommt es zu einem starken Anstieg der Kosten für das Gesundheitssystem.

So meldete das Statistische Bundesamt Rekord-Gesundheitsausgaben von 293,8 Milliarden Euro im Jahre 2011, was einem Anstieg von 1,9 %, bzw. 5,5 Milliarden Euro, gegenüber dem Jahr 2010 entspricht. Die Gesundheitsausgaben entsprechen damit 11,3 % des Bruttoinlandsproduktes. Betrachtet man den prozentualen Anteil der Prävention/des Gesundheitsschutzes an den gesamten Gesundheitsausgaben 2011, so betrug dieser lediglich 3,77 %.

Es liegt der Schluss nahe, dass die Prävention als Tool zur Vermeidung von Gesundheitskosten aktuell nur unzureichend wahrgenommen wird, obwohl unzählige Evidenzen den Stellenwert und das Potenzial der Prävention für die Reduktion der Gesundheitskosten zeigen. Daher ist im deutschen Gesundheitswesen ein Diskurswechsel von der reinen Kostenbetrachtung hin zu Investitionen in Gesundheit und Prävention zu fordern.

Damit morgen noch eine breite medizinische Versorgung angeboten werden kann, muss heute schon die medizinische Leistung, vor dem Hintergrund der Gesundheitsökonomie, effizient eingesetzt werden (Effizienzproblem).

Es stellt sich also die Frage: Welche Rationalisierungspotenziale sind vorhanden und wie können diese genutzt werden? Eine mögliche Stellschraube zur Kostenreduktion ist die Förderung der individuellen Gesundheitsverantwortung, die durch die Optimierung der Compliance (Therapietreue) erreicht werden kann. Compliance-Verhalten umfasst in diesem Zusammenhang die Bereitschaft des Patienten, die ärztlichen Ratschläge und Empfehlungen im Hinblick auf Medikamenteneinnahme und Lebensstilmodifikation umzusetzen.

Die vorliegende Arbeit erläutert den Umfang der Komplexität des Compliance-Prozesses und zeigt, dass die Non-Compliance keine Ausnahme ist, sondern ein weitverbreitetes Problem mit hohen finanziellen Belastungen für das Gesundheitssystem darstellt. Non-Compliance führt nicht nur zur

Progression der Erkrankung, zu Folgeerkrankungen, rezidivierender Arztkonsultation und Hospitalisation, sondern auch zu Produktionsverlusten in der Industrie infolge des Arbeitskraftausfalls bedingt durch die erhöhte Krankschreibung.

In der Literatur werden die durch Non-Compliance verursachten Gesamtkosten auf ca. 7,5 bis 10 Milliarden Euro berechnet. Die bisherigen Strukturen, insbesondere Disease-Management-Programme, erweisen sich im Verhältnis zum eingesetzten Kapital als wenig effektiv. Auch zeigt sich eine nicht zu unterschätzende Heterogenität der Patienten, die eine zielgruppenorientierte Bearbeitung verlangt. Vor diesem Hintergrund erscheint die Forderung nach einer individualisierten Compliance-Optimierung in der ambulanten ärztlichen Betreuung gerechtfertigt.

Der Fokus dieser Arbeit liegt auf der koronaren Herzerkrankung (KHK), da diese Erkrankung aufgrund ihrer gesundheitsökonomischen und epidemiologischen Relevanz zu den bedeutendsten Krankheitsbildern der westlichen Industriegesellschaft zählt. So ist die KHK weiterhin die häufigste Todesursache in Deutschland und verursacht erhebliche Kosten für unser Gesundheitssystem.

Laut Angaben des Statistischen Bundesamtes bezifferten sich die direkten Krankheitskosten auf 6,2 Mrd. Euro im Jahr 2008. Nicht unerheblich ist auch der volkswirtschaftliche Schaden durch Produktivitätseinbußen (z. B. Fehlzeiten im Betrieb, Erwerbsunfähigkeit). Insbesondere werden durch den Herzinfarkt – als Folge der koronaren Herzerkrankung – ca. 1 % aller durch Arbeitsunfähigkeit, Invalidität und vorzeitigen Tod bedingten verlorenen Erwerbstätigkeitsjahre verursacht.

Aufgrund der oben genannten Hintergründe wird ersichtlich, dass eine dynamische Kundenorientierung im Gesundheitsmarkt, nicht nur aus marktwirtschaftlichen Gesichtspunkten, elementar geworden ist. Es stellt sich für die Akteure am Markt die Aufgabe, eine auf die Bedürfnisse, Erwartungen und Ansprüche der Kunden (Patienten) ausgerichtete, und damit zielgruppenorientierte Leistung anzubieten.

In diesem Kontext gewinnt **Gesundheitsmarketing als Managementkonzept zur Planung, Koordination und Kontrolle aller kunden- bzw. patientenbezogenen Aktivitäten zunehmend an Bedeutung**.

Der Patient (Kunde) wird im Gesundheitsmarketing nicht nur als Empfänger einer Leistung wahrgenommen, sondern als Co-Produzent seiner medizinischen Leistung (Prosumer). Das heißt, Effizienzsteigerungen in der medizinischen Versorgung können nur gemeinsam mit dem Patienten erreicht werden. Aufgrund der Abhängigkeit des Inputs vom Patienten ist daher von einer complianceabhängigen Dienstleistung zu sprechen.

Compliancefördernde Strategien zeigen das Potenzial einer fokussierten, nutzenorientierten, effizienten Mittelverwendung und einer Dämpfung der Kostenentwicklung.

Die Komplexität und Dimension des Compliance-Prozesses mit seinen internen und externen Einflussfaktoren sowie die hohen Kosten der Non-Compliance verlangen eine strukturelle Veränderung des Versorgungsprozesses. Als ein möglicher Ansatz wurde hier das Potenzial der Implementation von medizinischen Compliance-Managern (MCM) in der ambulanten Versorgung vorgestellt.

Der hier vorgestellte Ansatz postuliert, dass durch die Nutzung und Weiterqualifizierung der in der Praxis vorhandenen personellen Ressourcen (medizinische Fachangestellte) eine nachhaltige Verbesserung der Versorgung der Patienten mit vorliegender KHK zu erreichen ist. Ebenfalls werden durch diesen Versorgungsansatz zusätzliche zeitliche Ressourcen für die ärztliche Akutversorgung geschaffen.

Der Einsatz des Marketing-Managements in der individualisierten Compliance-Optimierung erscheint vielversprechend, da analog zur Kaufentscheidung von Konsumenten, die Compliance von Patienten von unterschiedlichen aktivierenden und kognitiven Prozessen bestimmt wird. Durch Kenntnisse der Bedürfnisse, Motive und Einstellungen des Patienten und dessen externen und internen Triggern kann auf Basis einer Situationsanalyse eine Individualisierung der complianceabhängigen Dienstleistung Prävention erreicht werden mit dem Ziel, die Intensität, Persistenz und die Ausführungsqualität des Compliance-Prozesses zu steigern.

Der Einsatz des Inputs von Arzt und MCM erfolgt bedarfsorientiert, um unter gesundheitsökonomischen Aspekten den maximalen Output der complianceabhängigen Dienstleistung Prävention beim Patienten zu erhalten. Ist die Phase der Dienstleistungstransaktion, mit hauptsächlich passiver Partizipation des Patienten, noch vollständig in ärztlicher Hand, so wird der eigentliche Compliance-Prozess und die Dienstleistungserstellung, mit der proaktiven Teilnahme des Patienten, vom MCM gesteuert.

Der/die MCM individualisieren das Dienstleistungsangebot mit Werkzeugen des strategischen Marketings (hier exemplarisch genannt: Marktsegmentierung, Patient-Relationship-Management (PRM), Grundsätze des nachhaltigen Marketings) und u. a. mit folgenden Instrumenten: systematische Gesundheitskommunikation, Telemonitoring, Integration von präventiven Bonusprogrammen, Fitness-Social-Networks, Serious-Games und betriebliche Gesundheitsleistungen usw.

Die vorliegende Veröffentlichung hebt insbesondere das Potenzial der Heterogenität der Mitarbeiter hervor, das mittels Diversity-Management in die Individualisierung des Compliance-Prozess zu integrieren ist. Denn gerade vor dem Hintergrund der hohen Anzahl der in Deutschland lebenden Menschen mit Migrationshintergrund und der damit einhergehenden großen kulturellen Unterschiede ist es naheliegend, dass sich für kundennah operierende Dienstleister erhebliche Vorteile ergeben, wenn Kunden von ihresgleichen angesprochen werden.

Abgerundet wurde die Arbeit mit Hinweisen zur Entwicklung eines Scores (VI²CTOR²AN-Score), mit dem die Intensität und die Intervallhäufigkeit der individualisierten Compliance-Intervention via Konsultation des/der MCM und Arztes festgelegt werden kann.

Anhang

Abkürzungsverzeichnis

ACE	Angiotensin Converting Enzyme
AMG	Arzneimittelgesetz
ARR	absolute Risikoreduktion
BMC	Bundesverband Managed Care
BMI	Body-Mass-Index
COPD	chronisch obstruktive Lungenerkrankung
CRM	Custom-Relationship-Management
CSR	Corporate-Social-Responsibility
DFC	Direct from Consumer
DiM	Diversity-Management
DMP	Disease-Management-Programm
EDV	elektronische Datenverarbeitung
EKG	Elektrokardiogramm
GKV	gesetzliche Krankenversicherung
HDL	High-Density Lipoprotein
IAT	Institut Arbeit und Technik
IT	Informationstechnologie
KHK	koronare Herzerkrankung
LDL	Low-Density Lipoprotein
MbO	Management by Objectives
MCM	medizinischer Compliance-Manager/ medizinisches Compliance-Management
MEMS	Medical Event Monitoring System
NIH	National Institutes of Health
NNT	Number needed to treat
OR	Odds Ratio
OTC	over the counter
PDF	Portable Document Format
PKV	private Krankenversicherung
PRM	Patient-Relationship-Management
SGB	Sozialgesetzbuch
TIM-HF	Telemedical Interventional Monitoring in Heart Failure
TM	transzendentale Meditation
TTM	transtheoretisches Modell
UAW	unerwünschte Arzneimittelwirkung
ZVFK	Zentrum für Versorgungsforschung Köln

Literaturverzeichnis

Aboa-Eboule, C./Brisson, C./Maunsell, E./Masse, B. et al. (2007). *Job strain and risk of acute recurrent coronary heart disease events.* Journal of the American Medical Association, 298 (4), S. 1652–1660.

Adler, A. J./Taylor, F./Martin, N./Gottlieb, S./Taylor, R. S./Ebrahim, S. (2014). *Reduced dietary salt for the prevention of cardiovascular disease.* Cochrane Database Syst Rev. 2014 Dec 18;12:CD009217. doi: 10.1002/14651858. CD009217.pub.

Anselmino, M./Gohlke, H./Melbin, L./Rydén, L. (2008). *Cardiovascular Prevention in Patients with Diabetes and Prediabetes.* Herz, 33 (3), S. 170–177.

Baberg, T./Jäger, D./Kahrmann, G./Zeeuw, J. de/Bojara, W. et al. (2000). *Gesundheitsförderung und kardiovaskuläre Risikofaktoren.* Medizinische Klinik, 95 (2), S. 75–80.

Badenhoop, R. (2001). *Patientenbeziehungsmanagement. Ein Paradigmenwechsel kündigt sich an.* In: Badenhoop, R./Ryf, B. (Hrsg.): Patient Relationship Management. CRM in der Life Science Industrie. Wiesbaden: Gabler Verlag, S. 3–25.

Badura, B. (2000). *Reform des Gesundheitswesens durch Aktivierung der Bürger, Versicherten und Patienten: Eine Einführung.* In: Bundeszentrale für gesundheitliche Aufklärung (Hrsg.). Bürgerbeteiligung im Gesundheitswesen: Eine länderübergreifende Herausforderung: Ideen, Ansätze und internationale Erfahrungen, S. 34–39.

Baggio, G./Corsini, A./Floreani, A./Giannini, S. et al. (2013). *Gender medicine: a task for the third millenium.* Clinical Chemistry and Laboratory Medicine, 51 (4), S. 713–727.

Bauer, H. H./Bergner, K. N./Hölzing, J. A. (2012). *Steigerung der Patientencompliance – Empirische Erkenntnisse der Marktforschung.* In: Hoffmann, S./Schwarz, U./Mai, R. (Hrsg.): Angewandtes Gesundheitsmarketing. Wiesbaden: Springer Gabler Verlag, S. 376–387.

Becker, A./Bos, G./de Vegt, F./Kostense, P. J. et al. (2003). *Cardiovascular events in type 2 diabetes: comparison with nondiabetic individuals without and with prior cardiovascular disease. 10–year follow up of the Hoorn–Study.* European Heart Journal, 24 (15), S. 1406–1413.

Beckman, J. A./Creager, M. A./Libby, P. (2002). *Diabetes and atherosclerosis: epidemiology, pathophysiology and management.* Journal of the American Medical Association, 287 (19), S. 2570–2581.

Behner, P./Klink, A./Visser, S./Böcker, J. et al. (2012). *Effekte einer gesteigerten Therapietreue: Bessere Gesundheit und höhere Arbeitsproduktivität durch nachhaltige Änderung des Patientenverhaltens.* http://www.bertelsmann–stiftung.de/bst/de/media/xcms_bst_dms_36214_36215_2.pdf (20.05.2013).

Belz, C. (2005). *Sustainability Marketing: Blueprint of a Research Agenda*. München: Universität München. http.//www.food.wi.tum.de/downloads/db1.pdf (28.06.2013).

Bettencourt, L. (1997). *Customer Voluntary Performance: Customers as partners in service delivery*. Journal of Retailing, 73 (3), S. 383–406.

Bloom, B. S. (2001). *Daily regimen and compliance with treatment*. The British Medical Journal, 323 (7314), S. 647.

Bundesministerium für Gesundheit (BMG) (2014). *Bundeskabinett beschließt Präventionsgesetz*. Pressemitteilung 2014/04. http://www.bmg.bund.de/presse/pressemitteilungen/2014-04/kabinett-beschliesst-praeventionsgesetz.html (26.02.2015).

Bonfadelli, H./Friemel, T. N. (2010). *Kommunikationskampagnen im Gesundheitsbereich. Grundlagen und Anwendungen*. 2. Auflage, Konstanz: UVK Verlagsgesellschaft mbH.

Börgel, A. (2003). *Zielgruppenorientierte Übermittlung krankheitsbezogener Informationen an Versicherte der gesetzlichen Krankenversicherung*. Dissertation, Osnabrück: Universität Osnabrück. http://d-nb.info/972141944/34 (05.07.2013).

Bouncken, R. (2000). *Vertrauen – Kundenbindung – Erfolg? Zum Aspekt des Vertrauen bei Dienstleistungen*. In: Bruhn, M./Stauss, B. (Hrsg.): Dienstleistungsmanagement Jahrbuch 2000 – Kundenbeziehungen im Dienstleistungsbereich. Wiesbaden: Gabler Verlag, S. 3–22.

Bowen, D. (1983). *Customers as Substitutes for Leadership in Service Organizations – Their role as Non–Leader Sources or Guidance und Support*. Michigan: Ann Arbor.

Braun, G. E./Binder, A./Burkart, J./Schumann, A. (2010). *Managed Care für Deutschland – Ein ganzheitliches Konzept unter besonderer Berücksichtigung von Finanzierungsüberlegungen*. In: Porzsolt, F./Tilgner, S. (Hrsg.): Managed Care–Perspektive für das deutsche Gesundheitswesen? Berlin: PVS Verband, S. 104–128.

Brill, K. (2010). *„McTax" – futtern für den Fiskus*. Süddeutsche Zeitung Online, 17.05.10. http://www.sueddeutsche.de/geld/strafsteuer-auf-fastfood-mctax-futtern-fuer-den-fiskus-1.71196 (22.05.2013).

Brucksch, M. M./Teyke, T./Lenz, C./Schurr, M. O. (2005). *Compliance bei Arzneimitteln: ein unterschätztes Problem*. Pharmaco Economics, 3 (1), S. 3–8.

Bundesärztekammer (2012). *Nationale Versorgungsleitlinie Chronische KHK*, Langfassung, Version 1.13 von 07/2012 basierend auf der Fassung von Juni 2006. http://www.khk.versorgungsleitlinien.de (12.05.2013).

Bundesverband Managed Care e. V. (BMC) (o. J.). *Schadensbegrenzung vor Schadensbekämpfung – Vorrang für Prävention.* http://www.bmcev.de/bundesverband-managed-care-ev/positionen/positionspapiere/schadensbegrenzung-vor-schadensbekaempfung-vorrang-fuer-praevention/ (07.09.2014).

Cai, L./He, J./Song, Y./Zhao, K. et al. (2013). *Association of obesity with socio-economic factors and obesity-related chronic diseases in rural southwest China.* Public Health, 127 (3), S. 247–251.

Caldwell, M./Miaskowski, C. (2002). *Mass media interventions to reduce help-seeking delay in people with symptoms of acute myocardial infarction: time for a new approach?* Patient Education and Counseling, 46 (1), S. 1–9.

Cameron, C. (1996). *Patient compliance: Recognitions of factors involved and suggestions for promoting compliance with therapeutic regimens.* Journal of Advanced Nursing, 24 (2), S. 244–250.

Chaudhry, S. I./Phillips, C. O./Stewart, S. S./Riegel, B. et al. (2007). *Telemonitoring for patients with chronic heart failure: a systematic review.* Journal of Cardiac Failure, 13 (1), S. 56–62.

Clark, R. A./Inglis, S. C./McAlister, F. A./Cleland, J. G. et al. (2007). *Telemonitoring or structured telephone support programmes for patients with chronic heart failure: systematic review and meta-analysis.* British Medical Journal, 334 (7600), S. 942.

Coder, B. (2009). *Suchtstoffe, Suchtformen und ihre Auswirkungen.* In: Deutsche Hauptstelle gegen Suchtgefahren (Hrsg.). Jahrbuch Sucht, Neuland: Geesthacht, S. 21–50.

Cooper, P. D. (1994). *Health Care Marketing. A foundation for managed quality.* 3. Auflage, New York: Aspen Publishers.

Cordes, M. (2013). *Gesundheitsausgaben im Jahr 2011 bei rund 294 Milliarden Euro.* Statistisches Bundesamt, Pressemittteilung Nr. 128 vom 04.04.2013. https://www.destatis.de/DE/PresseService/Presse/Pressemitteilungen/2013/04/PD13_128_23611.html (07.09.2014).

Corsten, H. (1991). *Externalisierung und Internalisierung als strategische Optionen von Dienstleistungsunternehmen.* In: Bruhn, M./Stauss, B. (Hrsg.): Dienstleistungsqualität – Konzepte – Methoden – Erfahrungen. Wiesbaden: Gabler Verlag, S. 165–182.

Coulter, A./Entwistle, V./Gilbert, D. (1998). *Informing patients: an assessment of the quality of patient information materials.* London: King's Fund.

Critchley, J. A./Capewell, S. (2012). *Withdrawn: Smoking cessation for the secondary prevention of coronary heart disease.* Cochrane Database of Systematic Reviews, 2:CD003041.

Czajka, S. (2011). *Internetnutzung in privaten Haushalten in Deutschland. Ergebnisse der Erhebung 2010.* Statistisches Bundesamt, Wirtschaft und Statistik.

Damm, K./Müller-Riemenschneider, F./Vauth, C./Willich, S. N. et al. (2011). *Nichtmedikamentöse Sekundärprävention der koronaren Herzkrankheit. Gesundheitsökonomische Aspekte.* Prävention und Gesundheitsförderung, 6 (4), S. 255–261.

De Bacquer, D./De Backer, G./Östör, E./Simon, J. et al. (2003). *Predictive value of classical risk factors and their control in coronary patients: a follow up of the EUROASPIRE I cohort.* European Journal of Cardiovascular Prevention and Rehabilitation, 10 (4), S. 289–295.

De Houwer, J./Teige-Mocigemba, S./Spruyt, A./Moors, A. (2009). *Implicit Measures: A Normative Analysis and Review.* Psychological Bulletin, 135 (3), S. 347–368.

De Logeril, M./Salen, P./Martin, J. L./Monjaud, I. et al. (1999). *Mediterranean diet, traditional risk factors, and the rate of cardiovascular complications after myocardial infarction: final report of the Lyon Diet Heart Study.* Circulation, 99 (6), S. 779–785.

Dezii, C. M. (2000). *Medication noncompliance: what is the problem?* Manage Care, 9 (9), S. 7–12.

Dierks, M. L./Schwartz, F. W./Walter, U. (2000). *Patienten als Kunden – Informationsbedarf und Qualität von Patienteninformation aus Sicht der Public-Health-Forschung.* In: Jazbinsek, D. (Hrsg.). Gesundheitskommunikation. Wiesbaden: Westdeutscher Verlag, S. 150–163.

Dietz, B. (2006). *Patientenmündigkeit: Messung, Determinanten, Auswirkungen und Typologie mündiger Patienten.* Wiesbaden: GWV Fachverlage GmbH.

Die Welt (2006). *Kirche fordert Selbstbeteiligung beim Arztbesuch.* Die Welt Online, Artikel vom 02.11.11, http://www.welt.de/wirtschaft/article11932704/Kirche-fordert-Selbstbeteiligung-beim-Arztbesuch.html (21.03.2013).

Doppler, K. (2011). *Der Change Manager – Sich selbst und andere verändern.* 2. aktualisierte und erweiterte Auflage, Frankfurt/Main: Campus Verlag.

Dullinger, F. (2001). *Compliance-abhängige Dienstleistungen: Konzeption und Anwendung am Beispiel der Gesundheitsleistung.* München: FGM-Verlag.

Eagly, A. H./Chaiken, S. (2007). *The Advantages of an Inclusive Definition of Attitude.* Social Cognition 25 (5), S. 582–602.

Ettema, J./Brown, J./Luepker, R. (1983): *Knowledge Gap Effects in a Health Information Campaign.* Public Opinion Quarterly, 47 (4), S. 516–527.

Eysenbach, G. (2001). *Neue Medien in Public Health, Prävention und Gesundheitsförderung.* In: Hurrelmann, K./Leppin, A. (Hrsg.): Moderne Gesundheitskommunikation. Vom Aufklärungsgespräch zur E-Health. Bern, Göttingen, Toronto, Seattle: Hans Huber Verlag, S. 205–210.

Faselt, F./Hoffmann, S. (2010). *Transtheoretisches Modell.* In: Hoffmann, S./Müller, S. (Hrsg.): Gesundheitsmarketing: Gesundheitspsychologie & Prävention. Bern: Hans Huber, S. 77–88 .

Fink-Anthe, C. (2002). *Chronisch krank. Die pharmazeutische Industrie,* 64 (9), S. 164–166.

Fittschen, B. (2002). *Compliance.* In: Schwarzer, R./Jerusalem, M./Weber, H. (Hrsg.): Gesundheitspsychologie von A bis Z. Göttingen: Hogrefe Verlag für Psychologie, S. 60–64.

Fleury, J./Lee, S. M./Matteson, B./Belyea, M. (2004). *Barriers to physical activity mainteance after cardiac rehabilitation.* Journal of Cardiopulmonary Rehabilitation and Prevention, 24 (5), S. 296–305.

Fraj, E./Martinez, E. (2006). *Environmental Values and Lifestyles as Determining Factors of Ecological Consumer Behaviour.* Journal of Consumer Marketing, 23 (3), S.133–144.

Gabler Verlag (Hrsg.) (o. J.). *Gabler Wirtschaftslexikon – Die ganze Welt der Wirtschaft.* Stichwort: Blended Learning. http://wirtschaftslexikon.gabler.de/Definition/blended-learning.html (04.02.2015).

GEDA (2012). Faktenblatt zu GEDA 2012: *Ergebnisse der Studie „Gesundheit in Deutschland aktuell 2012".* http://www.rki.de/DE/Content/Gesundheitsmonitoring/Gesundheitsberichterstattung/GBEDownloadsF/Geda2012/koronare_herzerkrankung.pdf;jsessionid=5FA5A74DA701391F8057155A4A6DF2E9.2_cid372?__blob=publicationFile (25.02.2015).

Gelbrich, K./Wünschmann, S./Müller, S. (2008). *Erfolgsfaktoren des Marketing.* München: Vahlen.

Glaeske, G./Janhsen, K. (2003). *Arzneimittel bei koronarer Herzerkrankung nach Herzinfarkt. Posterpräsentation, Expertenworkshop: Koronare Herzerkrankungen und Disease Management – was bringt die Geschlechterperspektive?* Mimeo, Bremen: Zentrum für Sozialpolitik.

Göbel, E. (2002). *Neue Institutionenökonomik (Konzeption und betriebswirtschaftliche Anwendung).* Stuttgart: Lucius & Lucius.

Gößwald, A./Schienkiewitz, A./Nowossadeck, E./Busch,M. A (2013). *Prävalenz von Herzinfarkt und koronarer Herzkrankheit bei Erwachsenen im Alter von 40 bis 79 Jahren in Deutschland – Ergebnisse der Studie zur Gesundheit Erwachsener in Deutschland (DEGS1).* Bundesgesundheitsblatt (56), S. 650–655, Berlin/Heidelberg: Springer Verlag.

Greenwald, A. G./Banaji, M. R. (1995). *Implicit Social Cognition: Attitudes, Self-Esteem, and Sterotypes.* Psychlogical Review, 102 (1), S. 4–21.

Großkinsky, S. (2009). *Der Patient als Subjekt in der Gesundheitsversorgung – Perspektive der Salutogenese.* In: Klusen, N./Fließgarten, A./Nebling, T. (Hrsg.): Informiert und selbstbestimmt. Der mündige Bürger als mündiger Patient. Baden-Baden: Nomos, S. 17–33.

Haffner, S. M./Lehto, S./Rönnemaa, T./Pyörälä, K. et al. (1998). *Mortality from coronary heart disease in subjects with type 2 diabetes and in nondiabetic subjects with and without prior myocardial infarction.* The New England Journal of Medicine, 339 (4), S. 229–234.

Hagen, B./Altenhofen L./Schwang I./Griebenow R. et al. (2010). *Patienten mit Herzinfarkt oder Herzinsuffizienz. Versorgungsqualität in einem Disease-Management-Programm.* Prävention und Gesundheitsförderung, 5 (4), S. 307–312.

Hammer, S./Graf, F. (2013). *Patientencompliance in der Heilmitteltherapie.* In: Hammer, S. (Hrsg.): Mein Patient macht nicht mit – was nun? Compliance als Schlüssel zum Therapieerfolg. Idstein: Schulz-Kirchner Verlag, S. 9–29.

Hannig, J. (2004). *Prozess der Krankheitsverarbeitung als psychosoziale Prädiktoren von Lebensqualität und Compliance bei Blutdruckpatienten.* Dissertation, Münster: Westfälische Wilhelms-Universität Münster.

Härtl-Kasulke, C. (1998). *Marketing für Zielgruppen ab 50. Kommunikationsstrategien für 50plus und Senioren.* Neuwied: Luchterhand Verlag.

Haskell, W. L./Alderman, E. L./Fair, J. M./Maron, D. J. et al. (1994). *Effects of intensive multiple risk factor reduction on coronary atherosclerosis and clinical cardiac events in men and women with coronary artery disease. The Stanford Coronary Risk Intervention Project (SCRIP).* Circulation, 89 (3), S. 975–990.

Hastall, M. R. (2010). *Furchtappelle im Gesundheitsmarketing.* In: Hoffmann, S./Müller, S. (Hrsg.). Gesundheitsmarketing: Gesundheitspsychologie und Prävention. Göttingen: Hans Huber Verlag, S. 201–214.

Haynes, R. B./Taylor, D. W./Sackett, D. L./Gibson, E. S. et al. (1980). *Can simple clinical measurements detect patients noncompliance?* Hypertension, 2 (6), S. 757–764.

Heart Protection Study Collaborative Group (2002). *Heart Protection Study of cholesterol lowering with simvastatin in 20,536 high-risk individuals: a randomised placebo-controlled trial.* The Lancet, 360 (9326), S. 7–22.

Heinrichs, M./Baumgartner, T./Kirschbaum, C./Ehlert, U. (2003). *Social support and oxytocin interact to supress cortisol and subjective responses to psychosocial stress.* Biological Psychiatry, 54 (12), S. 1389–1398.

Heister, W. (1999). *Der Mitarbeiter steht im Mittelpunkt.* In: Beck, M. (Hrsg.): Handbuch Sozialmanagement. Stuttgart: Raabe.

Heister, W. (2012). *Employer Branding.* In: Bröckermann, R./Pepels, W. (Hrsg.): Das neue Personalmarketing – Employee Relationship Management als moderner Erfolgstreiber. Band 2: Handbuch Personaleinsatz. 2. Auflage, Berlin: Berliner Wissenschaftsverlag, S. 179–201.

Heister, W./Schallenburger, S. (2013). *Compliance.* In: Grunwald, K./Horcher, G./ Maelicke, B. (Hrsg.): Lexikon der Sozialwirtschaft. 2. aktualisierte und vollständig überarbeitete Auflage, Baden-Baden: Nomos.

Heuer, H. O./Heuer S. H. (1999). *Definitionen von Compliance und Formen der Non-Compliance.* In: Heuer, H. O./Heuer, S. H., Lennecke, K. (Hrsg.): Compliance in der Arzneitherapie, Stuttgart: Wissenschaftliche Verlagsgesellschaft, S. 5–20.

Heuwinkel, K. (2006). *Digitale Patientenbegleiter: Mobile IT-Systeme für chronisch kranke Menschen.* In: Jäckel, A. (Hrsg.): Telemedizinführer Deutschland 2006, 7. Auflage, Mönchengladbach: Minerva Verlag, S. 252–259.

Hillienhof, A. (2012). *Telemedizin schädigt Arzt-Patienten-Beziehung nicht.* Deutsches Ärzteblatt, 109 (45), S. 3.

Hippner, H. (2006). *CRM – Grundlagen, Ziele und Konzepte.* In: Hippner, H./ Wilde, K. D. (Hrsg.): Grundlagen des CRM: Konzepte und Gestaltung. 2. Auflage, Wiesbaden: Gabler Verlag, S. 15–44.

Hoffmann, S./Müller, S. (2010). *Gesundheitsmarketing: Gesundheitspsychologie & Prävention.* Bern: Huber Verlag.

Holt-Lunstad, J./Smith, T. B./Layton, J. B. (2010). *Social relationships and mortality risk: a meta-analytic review.* http://www.plosmedicine.org/article/ info %3Adoi %2F10.1371 %2Fjournal.pmed.1000316 (01.01.2015).

Homburg, C./Krohmer, H. (2009). *Marketingmanagement: Strategie – Instrumente – Umsetzung – Unternehmensführung,* 3. Aufl., Wiesbaden: Gabler Verlag.

Hoyer, M. (2007). *Gesundheitsmarketing als Bestandteil des Dienstleistungsmarketing.* Hamburg: Diplomica Verlag.

Hu, F. B./Manson, J. E./Willett, W. C. (2001). *Types of dietary fat and risk of coronary heart disease: a critical review.* Journal of the American College of Nutrition, 20 (1), S. 5–19.

Hurrelmann, K. (2001). *Wie lässt sich die Rolle des Patienten stärken?* In: Reibnitz, C./Schnabel, P. E./Hurrelmann, K. (Hrsg.): Der mündige Patient. Weinheim/ München: Beltz Juventa, S. 35–48.

Hurt, R. D./Weston, S. A./Ebbert, J. O./McNallan, S. M. et al. (2012). *Myocardial Infarction and Sudden Cardiac Death in Olmsted County, Minnesota, before und after – free worplace laws.* Archives of Internal Medicine, 172 (21), S. 1635–1641.

Insull, W. (1997). *The problem of compliance to cholesterol altering therapy.* Journal of Internal Medicine, 241 (4), S. 317–325.

Jäger, K. W./Weiniger, R. (2010). *Silver Gaming – ein zukunftsträchtiger Baustein gegen altersbedingte Isolation.* In: Tagungsband 3, Deutscher AAL Kongress, 26.–27. Januar 2010, Berlin. Offenbach: VDE Verlag GmbH, Beitrag 15.1.

Jiang, W./Babyak, M./Krantz, D. S./Waugh, R. A. et al. (1996). *Mental stress – induced myocardial ischemia and cardiac events.* Journal of the American Medical Association, 275 (21), S.1651–1656.

Jiang, W./Samad, Z./Boyle, S./Becker, R. C. et al. (2013). *Prevalence and clinical characteristics of mental stress induced myocardial ischemia in patients with coronary heart disease.* Journal of the American College of Cardiology, 61 (7), S. 714–722.

Jollife, J. A./Rees, K./Taylor, R. S./Thompson, D. et al. (2004). *Exercise-based rehabilitation for coronary heart disease.* The Cochrane Library, Issue 3, O.O.: John Wiley and Sons Ltd.

Joshipura, K. J./Hu, F. B./Manson, J. E./Stampfer, M. J. et al. (2001). *The effect of fruit and vegetable intake on risk for coronary heart disease.* Annals of Internal Medicine, 134 (12), S. 1106–1114.

Just, O. H. (2013). *Online allein oder live mit anderen lernen? Medical Education 2.0.* In: Strahlendorf, P. (Hrsg.): Jahrbuch Healthcare Marketing. Hamburg: New Business Verlag.

Kehl, T. (2009). *Kooperation tut gut.* Pharma Marketing Journal, 34 (1), S. 24–25.

Kenn, K. (2000). *Volkskrankheit Asthma.* In: Arnold, M./Litsch, M./Schwartz, W. (Hrsg.): Krankenhaus-Report ´99 – Schwerpunkt: Versorgung chronisch Kranker. Stuttgart: Schattauer Verlag, S. 21–37.

Kliem, A./Wiemeyer, A. (2010). *Comparison of a Traditional and a Video Game Based Balance Training Program.* International Journal of Computer Science in Sport, 9 (1), S. 37–50.

Klinke, H. (2011). *Apples Design-Strategie: Verführung mit Methode.* Spiegel online vom 06.10.2011. http://www.spiegel.de/netzwelt/gadgets/apples-design-strategie-verfuehrung-mit-methode-a-790318.html (24.09.2014).

Klotter, C. (2010). *Gesundheitskommunikation im Wandel.* In: Koch, C. (Hrsg.): Achtung: Patient online! Wie Internet, soziale Netzwerke und kommunikativer Strukturwandel den Gesundheitssektor transformieren. Wiesbaden: Gabler Verlag.

Koch, V. (2010). *Interaktionsarbeit bei produktbegleitenden Dienstleistungen. Am Beispiel des technischen Services im Maschinenbau.* Wiesbaden: Gabler Verlag.

Kohler, M./Ziese T. (2004). *Beiträge zur Gesundheitsberichtserstattung des Bundes. Telefonischer Gesundheitssurvey des Robert Koch-Instituts zu chronischen Krankheiten und Ihren Bedingungen. Deskriptiver Ergebnisbericht.* Berlin: Robert Koch-Institut. http://www.rki.de/DE/Content/Gesundheitsmonitoring/Gesundheitsberichterstattung/GBEDownloadsB/gstel03.pdf?__blob=publicationFile (07.09.2014).

Kojda, G. (2008). *Non-Compliance bei Arzneimitteltherapie. Wie strukturelle Barrieren im Gesundheitswesen und fehlende Betreuung das Leben chronisch kranker Patienten gefährden. Ein Plädoyer gegen konsequentes Aut-Idem, für mehr pharmazeutische Betreuung und für ein Verbot des Versandhandels mit Arzneimittel.* Fortbildungstelegramm Pharmazie, 2 (7,8), S. 123–135.

Kolenda, K. D. (2005). *Sekundärprävention der koronaren Herzerkrankung: Effizienz nachweisbar.* Deutsches Ärzteblatt, 102 (26), S. 1889–1895.

Koopmann, A./Kiefer, F. (2013). *Alkoholabhängigkeit in der psychiatrischen Klinik. Diagnose und Therapie.* Forensische Psychiatrie, Psychologie, Kriminologie, 7 (2), S. 114–121.

Kotler, P./Armstrong, G./Wong, V./Saunders, J. (2011). *Grundlagen des Marketing.* 5., aktualisierte Auflage, München: Pearson.

KrankenPflege-Journal (2006). *red dot für die Pantozol®-Verpackung. Mehr Compliance, mehr Erfolg.* http://www.krankenpflege-journal.com/pharmakologie/108-pharma-aktuell/896-red-dot-fuer-die-pantozolr-verpackung-mehr-compliance-mehr-erfolg.html (10.02.2015).

Krueger, K. P./Berger, B. A./Felkey, B. (2005). *Medication adherence and persistence: a comprehensive review.* Advances in Therapy, 22 (4), S. 313–356.

Kuhlmann, E. (2005). *Disease-Management und koronare Herzerkrankung – Bedarf und Nutzen von Gender Mainstreaming.* In: Blättner, B. (Hrsg.): Disease-Management-Programme – Behandlung nach Maß? Hamburg: Argument-Verlag, S. 57–70.

KV-Nordrhein (2011). *Disease Management Programm – Koronare Herzkrankheit.* https://www.kvno.de/downloads/allgem_veroeffentlichungen/flyerdmp_khk.pdf (25.02.2015).

Laufs, U./Böhm, M. (2000). *Kardiovaskulärer Risikofaktor Adipositas.* Deutsche Medizinische Wochenschrift, 125 (9), S. 262–268.

Laufs, U., Böhm, M. (2001). *Einfluss von Alkohol auf das kardiovaskuläre Risiko.* Deutsche Zeitschrift für Sportmedizin, 52 (6), S. 227–230.

Lederbogen, F./Ströhle, A. (2012). *Stress, psychische Erkrankungen und koronare Herzerkrankung.* Nervenarzt, 83 (11), S. 1448–1457.

Leer, E. Van/Connor, N. P. (2010). *Patient perceptions of voice therapy adherence.* Journal of Voice, 24 (4), S. 458–469.

Lehmann, A. (1998). *Dienstleistungsbeziehungen zwischen Kunde und Unternehmen.* In: Bruhn, M./Meffert, H. (Hrsg.): Handbuch Dienstleistungsmanagement – Von der strategischen Konzeption zur praktischen Umsetzung. Wiesbaden: Gabler Verlag, S. 827–842.

Leon, A. S./Cannett, I./Jacobs, D. R./Rauramaa, R. (1987). *Leisure time, physical activity levels and risk of coronary heart disease and death. The Multiple Risk Factor Intervention Trial.* Journal of the American Medical Association, 258 (17), S. 2388–2395.

Liese, A. D./Hense, H. W./Brenner, H./Lowel, H. et al. (2000). *Assessing the impact of classical risk factors on myocardial infarction by rate advancement periods.* American Journal of Epidemiology, 152 (9), S. 884–888.

Linden, M. (1981). *Definition of Compliance.* International Journal of Clinical Pharmacology and Therapeutics, 19 (2), S. 86–90.

Linden, W./Phillips, M. J./Lederc, J. (2007). *Psychological treatment of cardiac patients: a meta analysis.* European Heart Journal, 28 (24), S. 2972–2984.

Locke, E./Latham, G. (1990). *A theory of goal setting and task performance.* New York: Pentrice Hall.

Mai, R./Schwarz, U./Hoffmann, S. (2012). *Gesundheitsmarketing: Schnittstelle von Marketing, Gesundheitsökonomie und Gesundheitspsychologie.* In: Hoffmann, S./ Schwarz, U./Mai, R. (Hrsg.): Angewandtes Gesundheitsmarketing. Wiesbaden: Springer Gabler Verlag, S. 5–14.

Martinez-Gonzalez, M. A./Bes-Rastrollo, M. (2014). *Dietary patterns, Mediterranean diet, and cardiovascular disease.* Curr Opin Lipidol. 2014 Feb;25(1):20-6. doi: 10.1097/MOL.0000000000000044.

Matuko, B. J./Heister, W. (2011). *Diversity-Management als Zukunftsaufgabe der Krankenhäuser. Die Vielfalt der internen und externen Kunden erkennen und nutzen.* Das Krankenhaus, 103 (11), S. 1107–1113.

Meffert, H./Bruhn, M. (2012). *Dienstleistungsmarketing. Grundlagen – Konzepte – Methoden.* 7., überarbeitete und erweiterte Auflage, Wiesbaden: Gabler Verlag.

Meffert, H./Rohn, F. (2011). *Healthcare Marketing – Eine kritische Reflexion.* Marketing Review St. Gallen, 28 (6), S. 8–15.

Meissner, H./Anderson, M./Odenkirchen, J. (1990). *Meeting Information Needs of Significant Others: Use of Cancer Information Service.* Patient Education and Counseling, 15 (2), S. 171–179.

Meyer-Lutterloh, K. (2009). *Patientencoaching: innovativer Ansatz für mehr Effizienz im Gesundheitswesen.* Versorgungsforschung 2 (5). http://www.monitor-versorgungsforschung.de/kurzfassungen/archiv/ausgaben-2009/mvf_04-2009-pdf (02.01.2015), S. 37–41.

Meißel, T. (1996): *Placebo, Compliance und der Traum von Irmas Injektion.* Linz: edition pro mente.

Mente, A./de Koning, L./Shannon, H. S./Anand, S. S. (2009). *A systematic review of the evidence supporting a causal link between dietary factors and coronary heart disease.* Archives of Internal Medicine, 169 (7), S. 659–669.

Merkle, T./Hecht, J. (2011). *Gesundheit ist das wichtigste im Leben*. Pharma Marketing Journal, 36 (6), S. 22–24.

Merz, M. (2011). *Die Zielvereinbarung als Instrument der Personalentwicklung – Chancen, Risiken und Ausblick*. Norderstedt: GRIN Verlag.

Meyer-Maricevic, S. (2011). *Pressemitteilung 07.12.2011*, Barmer GEK. https://presse.barmer-gek.de/barmer/web/Portale/Presseportal/Subportal/Laender/Einstieg-Bayern/Pressemitteilungen-Archiv/Archiv-2011/111207-Gesundheitsfoerderung-Arbeitsplaetze/Content-Gesundheitsfoerderung.html (24.07.2013).

Michas, G./Micha, R./Zampelas, A. (2014). *Dietary fats and cardiovascular disease: putting together the pieces of a complicated puzzle*. Jun; 234(2):320-8. doi: 10.1016/j.atherosclerosis.2014.03.013. Epub 2014 Mar 27.

Montaye, M./De Bacquer, D./De Backer, G./Amouyel, P. (2000). *Overweight and obesity: a major challenge for coronary heart disease secondary prevention in clinical practice in Europe*. European Heart Journal, 21 (10), S. 808–813.

Mühlenbruch, S./Buchner, B. (2007). *Kosten und Nutzen der (Nicht–)Prävention in Deutschland – Prävention durch Recht*. Studie im Auftrag der Bertelsmann Stiftung. http://www.igmr.uni-bremen.de/deutsch/projekte/praevention.pdf (22.05.2013).

Müller-Riemenschneider, F./Damm, K./Meinhard, C./Bockelbrink, A. et al. (2009). *Nichtmedikamentöse Sekundärprävention der koronaren Herzerkrankung (KHK)*. Köln: Deutsches Institut für Medizinische Dokumentation und Information (DIMIDI).

Nagel, E. (2011). *Gesundheit im Zeitalter knapper Kassen – Braucht es mehr Eigenverantwortung der Patienten?* Der Freie Zahnarzt, 55 (3), S. 28.

Neal, B./MacMahon, S./Chapman, N. (2000). *Effects of ACE inhibitors, calcium antagonists, and other blood–pressure–lowering drugs: results of prospectively designed overviews of randomised trials. Blood Pressure Lowering Treatment Trialists' Collaboration*. The Lancet, 356 (9246), S. 1955–1964.

Niebauer, J./Hambrecht, R./Velich, T./Hauer, K. (1997). *Attenuated progression of coronary artery disease after 6 years of multifactorial risk intervention: role of physical exercise*. Circulation, 96 (8), S. 2534–2541.

Niemand, T./Fleischhauer, M. (2012). *Indirekte Verfahren zur Messung gesundheitsrelevanter Einstellungen*. In: Hoffmann, S./Schwarz, U./Mai, R. (Hrsg.): Angewandtes Gesundheitsmarketing. Wiesbaden: Springer Gabler Verlag, S. 107–118.

O´Connor, G. T./Buring, I./Yusuf, S. (1989): *An overview of randomised trials of rehabilitation with exercise after myocardial infarction*. Circulation, 80 (2), S. 234–244.

Ornish, D./Scherwitz, L. W./Billings, J. H./Brown, S. E. et al. (1998). *Intensive lifestyle changes for reversal of coronary heart disease.* Journal of the American Medical Association, 280 (23), S. 2001–2007.

O'Toole, T. P./Buckel, L./Redihan, S./DeOrsey, S. et al. (2012). *Staying health during hard times: the impact of economic distress on accessing care and chronic disease management.* Medicine & Health Rhode Island, 95 (11), S. 363–366.

Pan, X. R./Li, G. W./Hu, Y. H./Wang, J. X. et al. (1997). *Effects of diet and exercise in preventing NIDDM in people with impaired glucose tolerance. The Da Qing IGT and Diabetes Study.* Diabetes Care, 20 (4), S. 537–544.

Pattenden, J./Watt, I./Lewin, R. J./Stanford, N. (2002). *Decision making process in people with symptoms of acute myocardial infarction: qualitative study.* British Medical Journal 324 (7344), S. 1006–1009.

Pepels, W. (2012). *Handbuch des Marketing.* 6. Auflage, München: Oldenbourg Wissenschaftsverlag.

Petterson, T./Dornan, T./Albert, T./Lee, P. (1994). *Are Information Leaflets given to elderly people with diabetes easy to read?* Diabetic Medicine, 11 (1), S. 111–113.

Petermann, F./Mühlig, S. (1998). *Grundlagen und Möglichkeiten der Compliance-Verbesserung.* In: Petermann, F. (Hrsg.): Compliance und Selbstmanagement. Göttingen: Hogrefe, S. 73–102.

Petursdottir, U./Arnadottir, S. A./Halldorsdottir, S. (2010). *Facilitators and barriers to exercising among people with osteoarthritis: a phenomenological study.* Physical Therapy, 90 (7), S. 1014–1025.

Pfaff, H./Janßen, C./Kowalski, C./Brinkmann, A. (2009). *Ärzte und Betrieb: Gemeinsam für die Gesundheit. Ein neues Konzept für eine bessere Gesundheitsversorgung.* Gütersloh: Bertelsmann Stiftung. http://www.bertelsmann-stiftung.de/cps/rde/xbcr/bst/Kurzfassung_Abschlussbericht.pdf (24.07.2013).

Prochaska, J. O./Velicier, W. F. (1997). *The transtheoretical model of health behavior change.* American Journal of Health Promotion, 12 (1), S. 38–48.

Rapp, R. (2003). *Relationship Marketing und Customer Relationship Management.* In: Payne, A./Rapp, R. (Hrsg.): Handbuch Relationship Marketing – Konzeption und erfolgreiche Umsetzung. 2. Auflage, München: Vahlen Verlag, S. 59–72.

Reifegerste, D./Schwarz, U./Niemand, T. (2012). *Werbeappelle und Werbetechniken im Gesundheitsmarketing.* In: Hoffmann, S./Schwarz, U./Mai, R. (Hrsg.): Angewandtes Gesundheitsmarketing. Wiesbaden: Springer Gabler Verlag, S. 257–266.

Reinhold, T./Müller-Riemenschneider. F./McBride, D./Brüggenjürgen, B. et al. (2012). *Herz-Kreislauf-Erkrankungen im Fokus der Gesundheitsökonomie. Das Beispiel medikamentenfreisetzender Gefäßstents bei koronarer Herzerkrankung,* Bundesgesundheitsblatt, 55 (5), S. 693–699.

Riedle, H. (2002). *Praxisrecht für Therapeuten: Von Arbeitsrecht bis Werberecht: Moderne Praxisführung leicht gemacht.* Heidelberg: Springer Verlag.

Rijt, G. van der (2000). *Health Complaints and the search for health information – Gesundheitliche Probleme als Auslöser für die Suche nach Gesundheitsinformationen.* The European Journal of Communication Research, 25 (2), S. 143–160.

Rizzo, J. A., Abbott, T. A., Pasko, S. (1996). *Labour productivity effects of prescribed medicines on hospitalization risk and healthcare cost.* Medical Care, 5 (3), S. 249–265.

Rosengren, A./Hawken, S./Ounpuu, S./Sliwa, K. et al. (2004). *Association of psychosocial risk factors with risk of acute myocardial infarction in 11119 cases and 13648 controls from 52 countries (the INTERHEART-study): case-control study.* The Lancet, 364 (9438), S. 953–962.

Roski, R. (2009). *Akteure, Ziele, Stakeholder im Gesundheitswesen – Business Marketing, Social Marketing und Zielgruppensegmentierung.* In: Roski, R. (Hrsg.): Zielgruppengerechte Gesundheitskommunikation. Akteure – Audience Segmentation – Anwendungsfelder. Wiesbaden: VS Verlag für Sozialwissenschaften, S. 8–31.

Sabaté, E. (2003). *Adherence of long-term therapies.* Genf: WHO. http://whqlibdoc.who.int/publications/2003/9241545992.pdf (14.09.2014).

Sabel, H. (1988): *Bankmarketing. Unsinn, Wirklichkeit oder Notwendigkeit.* In: Rudolph, B./Wilhelm, J. (Hrsg.): Bankpolitik, finanzielle Unternehmensführung und die Theorie der Finanzmärkte. Berlin: Dunker & Humblot, S. 197–243.

Sabel, H. (1996). *Wie Marketing antworten sollte.* Absatzwirtschaft, 39 (7), S. 38–44.

Sargent, J. D./Demidenko, E./Malenka, D. J./Li, Z. et al. (2012). *Smoking restrictions and hospitalization for acute coronary events in Germany.* Clinical Research in Cardiology, 101 (3), 227–235.

Saßen, S./Franz, M. (2007). *Grundlagen des Zuweisermarketings – Methoden und Instrumente in der Zuweiserkommunikation.* In: Saßen, S./Franz, M. (Hrsg): Zuweisermarketing und sektorübergreifende Kommunikation. Heidelberg, München, Landsberg, Berlin: Economica Verlag, S. 1–38.

Schäfer, C. (2011). *Patientencompliance – Messung, Typologie, Erfolgsfaktoren. Durch verbesserte Therapietreue Effizienzreserven ausschöpfen.* Wiesbaden: Springer Gabler Verlag.

Scherenberg, V./Greiner, W. (2008). *Präventive Bonusprogramme – Auf dem Weg zur Überwindung des Präventionsdilemmas.* Bern: Hans Huber.

Scherenberg, V. (2012a). *Preispolitik der gesetzlichen Krankenversicherung am Beispiel von Bonusprogrammen.* In: Hoffmann, S./Schwarz, U./Mai, R. (Hrsg.): Angewandtes Gesundheitsmarketing. Wiesbaden: Springer Gabler Verlag, S. 195–207.

Scherenberg, V. (2012b). *Nachhaltigkeitsmarketing vs. nachhaltiges Marketing am Beispiel der gesetzlichen Krankenkassen.* In: Hoffmann, S./Schwarz, U./Mai, R. (Hrsg.): Angewandtes Gesundheitsmarketing. Wiesbaden: Springer Gabler Verlag, S. 61–73.

Schmidt, S./Schuchert, A./Krieg, T./Oeff, M. (2010). *Häusliches Telemonitoring bei chronischer Herzinsuffizienz. Chance für eine bessere Patientenversorgung?* Deutsches Ärzteblatt International, 107 (8), S. 131–138.

Schnabel, P. E./Bödeker, M. (2012). *Gesundheitskommunikation – Mehr als das Reden über Krankheit.* Weinheim/Basel: Beltz Juventa.

Schneider, R. H./Grim, C. E./Rainforth, M. V./Kotchen, T. (2012). *Stress Reduction in the Secondary Prevention of Cardiovascular Disease.* Cardiovascular Quality and Outcomes, 5 (6), S. 750–758. http://circoutcomes.ahajournals.org/content/5/6/750.long (25.02.2015).

Schumacher, J./Meyer, M. (2004). *Customer Relationship Management strukturiert dargestellt – Prozesse, Systeme, Technologien.* Berlin/Heidelberg: Springer Verlag.

Schüller, A. M./Dumont, M. (2013). *Die erfolgreiche Arztpraxis.* 4. Auflage, Heidelberg: Springer Verlag.

Schwarz, U./Hutter, K. (2012). Marketing-Management: *Wie sich das Verhalten von Konsumenten beeinflussen lässt.* In: Hoffmann, S./Schwarz, U./Mai, R. (Hrsg.): Angewandtes Gesundheitsmarketing. Wiesbaden: Springer Gabler Verlag, S. 47–54.

Simpson, M./Buckman, R./Stewart, M. (1991). *Doctor-patient communication: the Toronto consensus statement.* British Medical Journal, 303 (6814), S. 1385–1387.

Simpson, S. H./Eurich, D. T./Majumdar, S. R./Padwal, R. S. et al. (2006). *A meta-analysis of the association between adherence to drug therapy and mortality.* The British Medical Journal, 333 (7557), S. 15.

Sinus (2014). *Sinus-Mileus 2014.* http://www.sinus-institut.de/fileadmin/dokumente/Infobereich_fuer_Studierende/2014-01-01_Sinus-Milieus_in_Deutschland_Studentenversion_01.pdf (25.03.2015).

Slesina, W. (2007). *Primordial, primary, secondary and tertiary prevention. A definition.* Deutsche Medizinische Wochenschrift, 132 (42), S. 2196–2198.

St. Johannis-Hospital Dortmund (o. J.). *Innere Medizin. Dialyse-Entwicklung – Unsere Ziele.* http://inneremedizin1.joho-dortmund.de/unsere-ziele-inneremedizin1.html (25.09.2014).

Sonnenmoser, M. (2002). *Compliance in der Arzneimitteltherapie.* ABDA-Referat. http://www.lak-bw.de/fileadmin/user_upload/service/referate/compliance.pdf (18.05.2013).

Soyez, K./Thielow, N./Gurtner, S. (2012). *Lifestyle of Health and Substainability: Ein wachsendes Segment gesundheitsbewusster Konsumenten.* In: Hoffmann, S./ Schwarz, U./Mai, R. (Hrsg.): Angewandtes Gesundheitsmarketing. Wiesbaden: Springer Gabler Verlag, S. 77–86.

Stadié, R. (1987). *Altsein zwischen Integration und Isolation.* Melle: Konrad-Adenauer-Stiftung.

Statistisches Bundesamt (2015). *Gesundheitsausgaben nach Leistungsarten in Millionen Euro.* https://www.destatis.de/DE/ZahlenFakten/GesellschaftStaat/Gesundheit/Gesundheitsausgaben/Tabellen/Leistungsarten.html (07.09.2014).

Statistisches Bundesamt (2011). *Herz-Kreislauf-Erkrankungen verursachen die höchsten Krankheitskosten.* Statistisches Bundesamt. Wiesbaden. https://www.destatis.de/DE/ZahlenFakten/GesellschaftStaat/Gesundheit/Krankheitskosten/Aktuell.html (22.04.2013).

Stephenson, B. J./Rowe, B. H./Haynes, R. B./Macharia, W. M. et al. (1993). *The rational clinical examination. Is this patient taking the treatment as prescribed?* Journal of the American Medical Association, 269 (21), S. 2779–2781.

Stock, S./Redaelli, M./Lauterbach, K. W. (2004). *Disease Management.* In: Lauterbach, K. W./Schrappe, M. (Hrsg.): Gesundheitsökonomie, Qualitätsmanagement und Evidence-based Medicine. Eine systematische Einführung. Stuttgart: Schattauer Verlag, S. 221–230.

Strack, F./Deutsch, R. (2004). *Reflective and Impulsive Determinants of Social Behavior.* Personality and Social Psychology Review, 8 (3), S. 220–247.

Tuomilehto, J./Lindstrom, J./Eriksson, J. G./Valle, T. T. et al. (2001). *Prevention of type 2 diabetes mellitus by changes in lifestyle among subjects with impaired glucose tolerance.* The New England Journal of Medicine, 344 (18), S. 1343–1350.

Urquhart, J. (1996). *Patient Non-Compliance with drug regimens: measurement, clinical correlates, economic impact.* European Heart Journal: Home 17 (Suppl A), S. 8–15.

UWebbing Internet Services (o. J.). *Rechtliche Aspekte Arzthomepage/ Praxishomepage.* http://www.uwebbing.de/html/rechtsaspekte-arzthomepage.html (04.02.2015).

Vlasnik, J. J./Aliotta, S. L./DeLor, B. (2005). *Medication adherence: factors influencing compliance with prescribed medication plans.* The Case Manager, 16 (2), S. 47–51.

Volmer, T./Kielhorn, A. (1999). *Kosten der Non-Compliance.* Gesundheitsökonomie & Qualitätsmanagement, 4 (4), S. 55–61.

Von Eiff, W./Echerhoff, F./Stachel, K. (2008). *Positionierung eines Krankenhauses auf dem Markt für Prostatakrebspatienten.* Das Krankenhaus, 100 (2), S. 147–151.

Vrijens, B., Urquhart, J. (2005). *Patient adherence to prescribed antimicrobial drug dosis regimens.* Journal of Antimicrobial Chemotherapy, 55 (5), S. 616–627.

Wasserman, J./Whitmer, R. W./Bazzarre, T. L./Kennedy, S. T. et al. (2000). *Gender-specific effects of modifiable health risk factors on coronary heart disease and related expenditures. HERO Research Committee. Health Enhancement Research Organization.* Journal of Occupational & Environmental Medicine, 42 (11), S. 1060–1069.

Wang, X. /Ouyang, Y./Liu, J./Zhu, M./Zhao, G./Bao, W./Hu, F. B. (2014). *Fruit and vegetable consumption and mortality from all causes, cardiovascular disease, and cancer: systematic review and dose-response meta-analysis of prospective cohort studies* – BMJ; 349: g4490.

Wechsler, J. G./Bischoff, G./Hagen, H./Bischoff, M. (2011). *Adipositas – Diätetische und medikamentöse Behandlungsmöglichkeiten. Was ist gesichert?* Zeitschrift für Gastroenterologie, 49 (6), S. 8–16.

Weilguni, V. (2012). *Vom Arzt zum „Health Coach".* Ärzte Woche 26 (25), http://www.springermedizin.at/artikel/28973-vom-arzt-zum-health-coach (01.08.2013).

Whalley, B./Rees, K./Davies, P./Bennett, P.et al. (2011). *Psychological Interventions for coronary heart disease.* Cochrane Database of Systematic Reviews (8), CD002902.

Widmer, R. J./Flammer, A. J./Lerman, L.O./Lerman A. (2014). *The Mediterranean Diet, its Components, and Cardiovascular Disease.* Am J Med. 2014 Oct 15. pii: S0002-9343(14)00913-9. doi: 10.1016/j.amjmed.2014.10.014.

Wienbergen, H./Hambrecht, R. (2012). *Trainingstherapie bei kardiologischen Patienten (Sportkardiologie).* Herz, 37 (5), S. 486–492.

Wiers, R./Houben, K./Roefs, A./De Jong, P. et al. (2010). *Implicit Cognition in Health Psychology: Why Common Sense Goes out of the Window.* In: Gawronski, B./Payne, B. K. (Hrsg.): Handbook of Implicit Social Cognition, New York: Guilford, S. 463–488.

Wilson, K./Gibson, N./Willan, N./Cook, D. (2000). *Effect of smoking cessation on mortality after myocardial infarction.* Archives of Internal Medicine, 160 (7), S. 939–944.

Wippermann, C. (2009). *Lebensstile und Milieus: Einflüsse auf die Gesundheit.* In: Schumpelick, V./Vogel, B. (Hrsg.): Volkskrankheiten. Gesundheitliche Herausforderungen in der Wohlstandsgesellschaft, Freiburg i. Br.: Herder Verlag, S. 143–156.

World Health Organisation (WHO) (2003). *Adherence to long-term therapies: evidence of action.* Geneva: World Health Organisation.

Yanovski, S. Z./Yanovski, J. A. (2002). *Obesity.* The New England Journal of Medicine, 346 (8), S. 591–602.

Yusuf, S./Hawken, S./Ounpuu, S./Dans, T. et al. (2004). *Effect of potentially modifiable risk factors associated with myocardial infarction in 52 countries (the INTERHEART study): case-control study.* The Lancet, 364 (9438), S. 937–952.

Yusuf, S./Hawken, S./Ounpuu, S./Bautista, L. et al. (2005). *Obesity and the risk of myocardial infarction in 27,000 participants from 52 countries: case-control study.* The Lancet, 366 (9497), S. 1640–1649.

Zehetgruber, M. (2010). *Sekundärprävention bei Herz-Kreislauf-Erkrankungen: Spitzenmedizin ist nicht genug.* http://kardiologie-gefaessmedizin.universimed.com/artikel/sekund %C3 %A4rpr %C3 %A4vention-bei-herz-kreislauf-erkrankungen-spitzenmedizin (19.05.2013).

Abbildungsverzeichnis

Tabellenverzeichnis

Sachwortregister

A

B

C

D

E

F

G

H

I

L

M

N

P

R

S

T

V

W–Z

Über die Autoren

Dr. med. Achim Viktor studierte von 2001–2007 Medizin in Gießen und Bonn. 2007 schloss er seine Promotion mit „magna cum laude" ab. Seine Assistenzarztzeit absolvierte er in Stuttgart, Köln und Bonn. In dieser Zeit engagierte er sich wissenschaftlich u. a. im Rahmen eines einjährigen CECAD-Forschungsstipendiums (Cluster of Excellence in Cellular Stress Responses in Aging-associated Diseases) an der Uniklinik Köln und arbeitete am telemedizinischen Forschungsprojekt „Partnership for the Heart" mit. Von 2011–2013 absolvierte er das Aufbaustudium Master of Health Management an der APOLLON Hochschule Bremen.

Seit 2014 ist Achim Viktor niedergelassener Facharzt für innere Medizin und Kardiologie in einer Schwerpunktpraxis in Bonn. Er leitet seit 2015 die angeschlossene Rehabilitationseinrichtung und ist mitverantwortlich für die Ausgründung eines kardiovaskulären Präventionszentrums. Darüber hinaus verfasst er Fachpublikationen zu medizinischen und betriebswirtschaftlichen Themen, hält Vorträge auf ärztlichen Kongressen und Fortbildungen sowie gesundheitsökonomische Lehrvorträge u. a. an der Rhein-Sieg-FH und an der internationalen Hochschule Bad-Honnef (IUBH). Achim Viktor ist ärztlicher Beirat des Uni-Med Verlags in Bremen.

Prof. Dr. rer. pol. Werner Heister ist Vizepräsident für Hochschulentwicklung der APOLLON Hochschule der Gesundheitswirtschaft in Bremen und dort Modulverantwortlicher für Healthmarketing. Seit vielen Jahren lehrt er als Professor für Betriebswirtschaft im sozialen Sektor an der Hochschule Niederrhein. Dort ist er als Institutsrat am SO.CON-Institut (Social Concepts; zuständig insbesondere für Kompetenzmanagement) und als Mitglied im ISA Kompetenzzentrum (Entwicklung der innovativen Lehr-/Lernkultur Futur[e]Ing.) in der Forschung und Entwicklung tätig. Werner Heister wurde 2004 und 2014 mit dem Lehrpreis der Hochschule Niederrhein ausgezeichnet und 2012 zum Tutor des Jahres (Forum DistancE-Learning) gewählt. Er ist weiterhin als Autor, Unternehmensberater und Coach im Sozial- und Gesundheitswesen tätig.